Die Spaghetti Diät

Abnehmen schmeckt besser, als Du denkst.

Von Jürgen Ertel

Für meine Familie

Agnes, Lukas & Felix

Danke, dass Ihr mich immer so tapfer auf dem Weg zu meiner Spaghetti Erleuchtung begleitet habt.

Und für meinen Bruder Hartmut, der die Fertigstellung meines Buches leider nicht mehr erleben durfte.

In meinem Herzen bist Du immer bei mir.

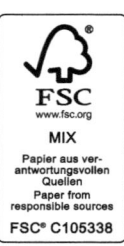

Bibliografische Information der Deutschen Nationalbibliothek: Die Deutsche Nationalbibliothek verzeichnet diese Publikation in der Deutschen Nationalbibliografie; detaillierte bibliografische Daten sind im Internet über http://dnb.dnb.de abrufbar.

© 2019 Jürgen Ertel

2. Auflage 2020

Herstellung und Verlag

BoD – Books on Demand, Norderstedt

ISBN: 9783743143012

Inhalt

Auch Du kommst
mit Spaghetti ans Ziel 9

Warum überhaupt schlank? 13

Warum ist dieses verdammte
Abnehmen so schwer? 18

Der „Klick" Moment – oder der Start
in Dein neues Leben 22

Wie findest Du eine Abnehm-Methode
die zu Dir passt? 25

Grundsatz Nr. 1 - Abnehmen ist genial simpel ... 25

Grundsatz Nr. 2 – Hör mit diesem
Diät Mist endlich auf 39

Grundsatz Nr. 3 – Ernährung vor Sport 44

Grundsatz Nr. 4 – nicht wieder zunehmen
ist das Geheimnis 48

Der Moment der Stagnation 51

Wie berechne ich meinen Kalorienbedarf? 55

Der Plan zum Traumkörper 66

Die Bedeutungslosigkeit von Fressattacken 79

Kleiner Ausflug in die Ernährungswissenschaft ... 82

Warum Du auf Wunderpillen nicht hereinfallen darfst 120

100% schafft kein Mensch 122

Was ist noch besser als Abnehmen? 125

Welcher Sport hilft beim Abnehmen? 128

Warum ich so auf Krafttraining abfahre 132

Wie sieht ein perfekter Trainingsplan aus? 134

Mein Trainingsplan 138

Modifizierter Trainingsplan für Frauen 146

Ab wann kannst Du mit Ergebnissen rechnen? 153

Warum ist es so schwer, mit Sport anzufangen? 159

Gönne Deinem Darm etwas Erholung 169

Weiter immer weiter 172

Auch Du kommst mit Spaghetti ans Ziel

Mit dem Übergewicht ist es oft wie mit dem Rauchen.

Ich weiß, dass es ungesund ist, aber ich blende die Gefahren aus und denke mir „Wenn es wirklich ernst wird, dann nehme ich auch wieder ab".

Oft ist es aber dann zu spät. Warte nicht darauf, bis Du ernste gesundheitliche Probleme bekommst.

Denn was ich endlich – nach unglaublich langer Zeit des Testens, Ausprobierens, Lesens und am eigenen Leiden gelernt habe, ist eine einzige wichtige Erkenntnis:

Abnehmen geht auch ohne Verzicht auf Deine Lieblingsessen.

Mein Buch heißt nicht „Die Spaghetti Diät", weil dies irgendeine neue Pasta oder Kohlenhydrate Diät ist, sondern weil Spaghetti mein Lieblingsessen in meiner Abnehmphase war.

Klingt unglaublich?

Ist aber Tatsache. Ich rede nicht von irgendeinem

Nudelersatz mit 0 Kalorien. Ich rede von echten Miracoli Spaghetti mit Fertig Tomatensoße und Parmesan. So wie Du sie im Supermarkt kaufen kannst.

Das habe ich bestimmt mindestens 3x in der Woche gegessen. Und auch nur deswegen nicht öfter, da meine Kinder irgendwann keine Lust mehr auf Spaghetti hatten.

Trotzdem habe ich jede Woche Gewicht verloren.

Wenn Du jetzt denkst, ich habe die anderen Tage wie ein Asket gelebt, irrst Du Dich.

Während meines Abnehmens gab es auch Fastfood, Süßigkeiten, Alkohol, sogar ab und zu mal Softdrinks wie z.B. Cola.

Ich habe dabei nur eine einzige Gesetzmäßigkeit beachtet, die ich Dir in diesem Buch erklären werde.

Ein kleines Geheimnis, dass ich über Jahre immer überlesen habe, dass aber entscheidet zwischen fett und schlank.

Diese Erkenntnis war für mich persönlich wie die Entdeckung des heiligen Grals. Die Lösung all meiner Frustration und Gewichtsprobleme der vergangenen Jahre.

Ich habe es in 8 Monaten geschafft von 114kg auf 90kg abzunehmen.

Noch wichtiger: Ich halte das Gewicht bis heute erfolgreich.

Und: Esse immer noch auf was ich Lust habe.

Ich bin immer noch überrascht, warum ich kein Buch zu meiner Methode gefunden habe. Deswegen musste ich dieses Buch unbedingt schreiben.

Ich möchte auch Dir dieses Wissen näherbringen.

Ich bin übrigens kein hauptberuflicher Fitness Trainer oder Ähnliches. Ich bin berufstätig, verheiratet und habe 2 Kinder.

Während ich diese Seiten schreibe, liegt meine Familie noch im Bett und schläft.

Alles, was Du in diesem Buch erfährst, ist praxiserprobt, und zwar von jemand, der keine Zeit hat stundenlang vorzukochen, jemand der verrückt nach Fastfood ist und der auch gerne mal ein Feierabend Bierchen trinkt – nämlich von mir.

Und trotzdem funktioniert mein System.

Das Geheimnis liegt in der Einfachheit und in der unkomplizierten Umsetzung.

Wenn ich es geschafft habe, kannst Du es auch schaffen!

Schlanksein ist ein geiles Gefühl!

Warum überhaupt schlank?

Wenn du im Supermarkt an der Kasse gewartet hast, sind Dir sicher schon das eine oder andere Mal die Warnhinweise auf den Tabakprodukten aufgefallen.

Mit dem Hinweis „Rauchen ist tödlich." ging es vor etwas mehr als zehn Jahren los. Das war nur der Anfang. Mittlerweile gibt es eine Vielzahl von Hinweisen, die jetzt zusätzlich von Schockbildern begleitet werden.

Die Gefahren reichen von Herz-Kreislauf-Erkrankungen über Beeinträchtigung des Stoffwechsels und die Schädigungen der Atemwege bis hin zu verschiedenen Krebsarten und Impotenz. Warnungen, die demzufolge sehr viel Sinn ergeben.

Wo Warnungen hingegen fehlen, sind ungesunde Lebensmittel, die dick machen. Dass solche Hinweise ebenso angebracht wären, wie bei Tabakprodukten, zeigen jüngste Studien. Demnach ist mit mehr als 2 Milliarden Menschen fast ein Drittel der Weltbevölkerung übergewichtig. Das gilt vor allem für die Bewohner der Industriestaaten.

Ganz vorne mit dabei ist Deutschland. Hier gelten 64 Prozent der Männer über zwanzig Jahren als übergewichtig. Bei den Frauen sind es mit 49 Prozent immer noch fast die Hälfte.

Fettleibigkeit ist dabei ein Problem, welches über Alters- und Einkommensgrenzen hinausgeht. Was manche lediglich als Wohlstandsbäuchlein sehen, ist in Wirklichkeit ein Gesundheitsrisiko, welches dem Rauchen in nichts nachsteht.

Das offensichtlichste Problem ist die zusätzliche Belastung für Knochen und Gelenke. Gicht und Arthrose sind die Folge. Weiterhin kommt es bei übergewichtigen Menschen zweimal häufiger zu Rückenleiden als bei normalgewichtigen.

Die Fettzellen im Körper machen auch den Organen ihre Arbeit schwer. Lunge und Herz werden in ihrer Funktion gehindert, sodass Menschen mit zu viel Körpergewicht überdurchschnittlich oft an Atemproblemen, Bluthochdruck und Herzkrankheiten leiden.

Und wie beim Rauchen kann es zur Störung der Sexualhormone und Krebserkrankungen kommen.

Hier sind insbesondere Brustkrebs, Gebärmutterkrebs und Gebärmutterhalskrebs bei Frauen sowie Prostatakrebs bei Männern zu nennen. Gallenblasenkarzinome treffen beide Geschlechter gleichermaßen.

Das Übergewicht verdankt unsere Generation zumeist den übermäßig gesüßten Produkten der Lebensmittelindustrie.

Selbst in einem Esslöffel Ketchup findet sich noch ein Teelöffel Zucker, was etwa einem Viertel der Menge entspricht. Verschiedene Limonaden, der Muffin oder Cookie zum Morgenkaffee und die Tiefkühlpizza kommen nicht besser weg.

Die Überlastung des Körpers mit leicht verwertbaren Kohlenhydraten sorgt für eine konstante Ausschüttung von Insulin durch die Bauchspeicheldrüse. Diese versucht alles, um den Blutzuckerspiegel unter Kontrolle zu bringen.

Der Körper reagiert jedoch immer weniger auf Insulin und in der Folge steht

Diabetes mellitus Typ 2.

Eigentlich eine Alterskrankheit, doch Ärzte diagnostizieren sie vermehrt auch schon bei

Jugendlichen und jungen Erwachsenen.

Wie Du siehst, wären Warnhinweise auf Cola, Chips und Co genauso angebracht wie auf Tabak und Zigaretten. Denn genauso, wie Nichtraucher von einer besseren Gesundheit und höheren Lebenserwartung profitieren, tun dies auch Menschen mit einem gesunden und durchtrainierten Körper.

Weiterhin zeigt sich, dass zwei Menschen in einem Paar oft ähnlich attraktiv sind, sodass ein entsprechendes eigenes Erscheinungsbild großen Einfluss auf die potentielle Partnerin oder den potentiellen Partner hat.

Ähnlich wie mit dem persönlichen Glück verhält es sich mit dem beruflichen: Arbeitgeber entscheiden sich bei zwei gleichwertigen Kandidaten verdächtig oft für jenen, der ein gesünderes Erscheinungsbild abgibt.

Zum einen verbinden Sie damit Selbstdisziplin und zum anderen die Hoffnung, dass ein gesunder Mitarbeiter seltener ausfällt.

Die oben aufgeführte Liste von Krankheiten, welche mit Übergewicht einhergehen, zeigt, dass diese

Annahme nicht so weit hergeholt ist.

Du siehst also, die Entscheidung, was Du isst und wie Du mit deinem Körper umgehst, hat maßgeblich Einfluss auf deine Zukunft. Lass mich Dir helfen, den richtigen Weg einzuschlagen.

Warum ist dieses verdammte Abnehmen so schwer?

Für mich war es immer ein Phänomen...

Als ich vor 8 Jahren aufgehört habe zu rauchen, ging das tatsächlich von heute auf morgen.

Ich hatte zwar etliche erfolglose Versuche bereits unternommen, aber irgendwann war ich an einem Punkt angelangt, an dem es bei mir wohl innerlich „Klick" gemacht hatte und ich tief in mir selbst davon überzeugt war, dass es totaler Quatsch ist, sich jeden Tag seine Lungen mit ekelhaftem Rauch voll zu blasen.

Den letzten Kick holte ich mir durch eine Hypnose CD, die ich mir jeden Abend vor dem Schlafen gehen anhörte. Nach 7 Tagen bemerkte ich eher beiläufig, dass ich aufgehört hatte zu rauchen.

Das hat mich so fasziniert, dass mein Interesse an Hypnose geweckt war und ich sogar einen Hypnose Kurs in München besuchte, um besser verstehen zu können, was da eigentlich mit dem

Unterbewusstsein passiert.

Danach war für mich klar. Das muss auch mit dem Abnehmen funktionieren. Vom gleichen Anbieter der Nichtraucher CD gab es natürlich auch ein Abnehm-Hypnose-Programm, welches ich direkt an mir selbst ausprobierte.

Und... es hat leider nicht funktioniert.

Kennst Du das auch?

Du findest irgendeine neue Abnehm-Methode und bist beim Lesen total begeistert?

Alles klingt total logisch und eigentlich auch gar nicht so schwer...

Klar, auf irgendetwas verzichten muss man meistens, aber es wird so beschrieben, dass das ja ein Klacks sei.

Da schenken sich alle Programme übrigens gegenseitig nichts.

Ob Low Carb, Atkins Diät, Paleo Diät, Kohlsuppen Diät, Slim Shakes, Weight Watchers oder was es auch immer gibt.

Das Beste ist: Im Grunde funktionieren all diese Programme! Wenn Du es denn tatsächlich schaffst,

Dich an die Anweisungen zu halten – und da beginnt das Problem von uns „Schwachen".

Wenn Du so eine Diät nicht durchhältst, liegt es ja nicht an der Diät, sondern an Deinem fehlenden Willen, oder?

Bullshit!

Ich komme beruflich aus dem Vertrieb und dort gibt es ein wahres Sprichwort:

Der Köder muss dem Fisch schmecken und nicht dem Angler.

Deswegen behaupte ich: Wenn ein sogenanntes Abnehm-Programm bei Dir nicht funktioniert, liegt es nicht an Dir – sondern an dem Programm!

Entweder es ist einfach Mist, oder es ist halt nicht das Richtige für Dich.

Ein Beispiel: Seit 20 Jahren isst Du für Dein Leben gern Nudeln. Du startest mit extremer Low Carb Ernährung und verzichtest komplett auf Nudeln. Was glaubst Du, was so ein Programm mit Dir macht?

Du wirst jeden Tag mehr Deine geliebten Nudeln vermissen... Abnehmen wird für Dich zu einer höllischen Qual und irgendwann (vielleicht hast Du inzwischen auch ein paar Kilo abgenommen) ist es Dir das Ganze nicht mehr wert und Du wirst „schwach".

Deswegen solltest Du als „Nudelliebhaber" niemals eine Diät durchziehen, die Dir Nudeln verbietet.

Dann ist es nämlich tatsächlich nur eine Diät, d.h. eine kurzfristige Umstellung Deiner Ernährung.

Es wird aber nie alltagstauglich sein, denn Du wirst nie ein Leben lang auf das verzichten wollen, was Dir schon Dein Leben lang so lecker geschmeckt hat.

Klingt logisch, oder?

Der „Klick Moment" –

oder der Start in Dein neues Leben

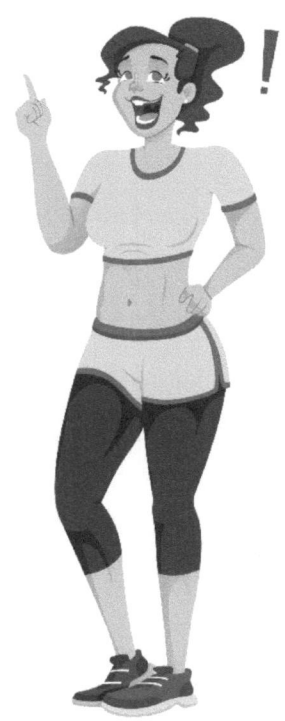

Bei mir gab es tatsächlich den einen Moment, in dem ich erschrocken bin und der in mir eine

Veränderung ausgelöst hat.

Ich wollte zuerst schreiben, in dem mir bewusst geworden ist, wie fett ich geworden bin.

Genau genommen ist das aber schon viel früher passiert. Der Schmerz war nur nicht groß genug, tatsächlich etwas zu ändern.

Wenn der Schmerz größer ist als Deine Bequemlichkeit, erreichst Du den Klick Moment. Der Moment, an dem es in Deinem Kopf Klick macht und Du die Schnauze so richtig voll hast. Voll genug, um endlich etwas zu ändern!

Bei mir war das übrigens die Weihnachtsfeier meiner Firma.

Ich war auf dem Hotelzimmer und freute mich schon auf die kommende feierliche Abendveranstaltung. Ich nahm meinen Anzug aus dem Koffer (ich hatte den Anzug schon eine ganze Weile nicht mehr getragen) und beim Versuch, den Knopf der Hose zu schließen, kam regelrecht Panik auf.

Im ersten Moment bekam ich die Hose nicht zu und ich hatte nur diesen einen Anzug dabei!

Nach furchtbar langen 5 Minuten und dank der hochwertigen Verarbeitung meines Markenanzuges, blieb der Knopf zwar geschlossen, aber es spannte überall und war so eng, dass es weh tat und extrem unbequem war.

Ich entschied mich, den Knopf aufzulassen und versuchte alles mit dem Gürtel zu kaschieren.

Die Situation war noch schlimmer, da es ein Anzug war, den ich mir erst vor ca. 1 Jahr gekauft hatte, da mir meine älteren Anzüge zwischenzeitlich nicht mehr gepasst hatten.

Der Abend war für mich eine einzige Qual und ich war mir die ganze Zeit bewusst, wie fett ich geworden war.

Das war der Moment, in dem mein Schmerz größer wurde als meine Bequemlichkeit und ich traf die felsenfeste Entscheidung:

Jetzt muss etwas passieren!

Wie findest Du eine Abnehm-Methode die zu Dir passt?

Bevor Du Dich auf die Suche nach einer passenden Abnehm-Methode machst, musst Du Dir ein paar Grundlagen verinnerlichen. Wenn Du diese Grundsätze verstehst, fällt es Dir danach leichter, den ersten Schritt in ein neues Leben zu starten.

Grundsatz Nr. 1: Abnehmen funktioniert genial simpel – aber das bedeutet nicht, das es einfach ist.

Wäre es tatsächlich so einfach, wie es in den Werbeversprechen immer heißt, warum gibt es dann noch so viele Übergewichtige? Wo doch jeder weiß, wie ungesund Übergewicht ist…

Fakt ist: Abnehmen bzw. als Effekt daraus einen Körper zu haben, der nicht nur unserem Schönheitsideal entspricht, sondern auch tatsächlich für eine körperliche Gesundheit steht, ist in der heutigen Gesellschaft ein echtes Problem.

Nicht ohne Grund gibt es eine riesige Abnehmindustrie, die Milliarden mit dem Wunsch aller Übergewichtigen verdient: Endlich abzunehmen.

Warum ist das so ein Problem?

Im Prinzip ist das einfach erklärt:

Zum einen Leben wir in den Industrieländern ein Leben voller Überfluss und jede nur erdenkliche Art von Nahrung, Süßigkeiten und jede Art von Leckerei ist nur einen Klick von uns entfernt.

Theoretisch müssen wir zur Nahrungsbeschaffung dank Amazon, Supermarkt Heimlieferdiensten, etc. noch nicht einmal mehr das Haus verlassen.

Zum anderen fährt unser Körper noch auf einem „Betriebssystem" aus der Steinzeit, welches einfach ausgedrückt noch so funktioniert: „Esse so viel Du kannst wenn Du es kriegst und verbrenne so wenig Kalorien wie möglich, wenn es nichts zu essen gibt".

Das Dilemma dieser beiden Tatsachen liegt auf der Hand. Es ist ganz natürlich, dass es uns schwerfällt, leckere Sachen, die vor uns auf dem Tisch liegen nicht zu essen und auf der anderen Seite aktiviert der Körper ein internes Sparprogramm.

Er fährt die kalorienverbrennenden Funktionen des Körpers auf ein Minimum herunter, sobald er merkt, dass wir keine oder nur wenig Nahrung zu uns nehmen.

Früher, als unsere Vorfahren ihre Nahrung noch jagen mussten und körperliche Arbeit zum Leben dazu gehörte, gab es keine dicken Menschen.

Das war rein biologisch unmöglich. Damals war es eher die Ausnahme, wenn ein Mensch über die Nahrung mehr Kalorien zu sich nahm, als er den ganzen Tag über wieder verbrannt hat.

Hätte unser Körper damals nicht ein so geniales „Betriebssystem" gehabt, wären wir wahrscheinlich ausgestorben.

Übrigens gibt es Menschen, bei denen das nicht so ist. Du kennst sicher auch jemanden in Deinem Bekanntenkreis, der essen kann, was er will und trotzdem nicht zunimmt, stimmts?

Solche Menschen haben eher das Problem, dass sie zunehmen wollen oder Muskeln aufbauen wollen. Mann nennt diesen Körpertyp „Ektomorph" –

vielleicht hast Du diesen Begriff schon einmal gehört.

Diese Menschen haben einen vergleichsweise langsamen Muskelaufbau, geringe Fettspeicherung und einen eher schmalen Körperbau.

Auf den ersten Blick ein Körpertyp, der einfach besser an unsere Überflussgesellschaft angepasst ist, in der Steinzeit aber leider keine guten Überlebenschancen gehabt hätte.

Ich bin mir ziemlich sicher, da Du dieses Buch liest, gehörst Du nicht zu den ektomorphen Körpertypen. Stimmt´s?

Da Du wahrscheinlich auch (so wie ich) eher zu den anderen Körpertypen gehörst, da gibt es noch den mesomorph oder den endomorph, bedeutet Du nimmst zu, wenn Du zu viel isst.

Hast Du ganz viel Pech, hast Du einen endomorphen Körpertyp (damit wärst Du in der Steinzeit ein Popstar gewesen...) – denn das bedeutet, Du musst nur an Fastfood denken und schon nimmst Du zu.

Zunehmen geht bei diesem Körpertyp sehr schnell und mit dem Fettabbau geht es nicht ganz so schnell.

Aber keine Angst. Egal welcher Körpertyp Dich am ehesten trifft. Das Abnehmen ist einfach machbar – denn das Grundprinzip funktioniert bei allen gleich. Es muss nur einmal „Klick" machen und Du musst das Grundprinzip verstehen und verinnerlichen.

Das Einfache ist, dass die Lösung zum Abnehmen für alle gleich ist:

Esse gesund und vollwertig – kein Fastfood und achte auf die Menge der Kalorien.

Willst Du abnehmen, iss weniger Kalorien, als Du verbrauchst.

Mehr ist es nicht!

Und jetzt kommt das Problem, an dem wir fast alle scheitern:

Iss weniger Kalorien, als Du verbrauchst.

Als Erstes musst Du begreifen, dass es ohne Kalorienzählen nicht funktionieren wird.

Ich habe mich jahrelang genau dagegen gesträubt – ich habe Kalorienzählen immer als zu kompliziert, oder zu unpraktisch abgetan.

Wie soll ich bei meinen Mahlzeiten immer abschätzen können, wie viel Kalorien das jetzt sind, usw.

Völliger Blödsinn.

Es gibt inzwischen Apps fürs Handy, mit denen Du in Sekunden Deine Kalorien erfassen kannst – für ganz Faule sogar mit Barcode Scanner.

Das ist einfacher, als Weight Watchers Punkte zählen. Glaub mir.

Ich versichere Dir: Wenn Du wirklich langfristig und gesund abnehmen möchtest, funktioniert es nicht ohne Kalorienzählen.

Du musst genau wissen, wie viel Kalorien Du zu Dir nehmen darfst und vor allem, wie viel Du tatsächlich zu Dir nimmst. Nur wenn Deine Kalorienbilanz am Ende des Tages negativ ist, wirst Du abnehmen.

Dein Körper verbrennt jeden Tag Energie, um zu funktionieren – je mehr Du Dich körperlich bewegst, desto mehr Energie verbrennt er und mit

Deiner Nahrung führst Du Deinem Körper wieder Energie zu.

Das System ist ganz einfach: Bekommt Dein Körper zu viel Energie über die Nahrung, speichert er den Überschuss als Fett. Bekommt er weniger Energie als er verbraucht, baust Du Fett ab.

Das hast Du schon einmal gehört, oder?

Genau das ist aber oft eine Tatsache, die viele „Wunderdiäten" versuchen zu umgehen. Glaub mir (ich habe schon so einiges ausprobiert…):

Es gibt keine Wunderpillen, mit deren Einnahme Du essen kannst, was Du willst, ohne zuzunehmen.

Auch Diäten wie z.B. die Low Carb Diät (die ich übrigens nicht schlecht finde, warum und wann aber später mehr) funktionieren nur, weil am Ende des Tages ein Kaloriendefizit steht und nicht, weil Du keine Kohlenhydrate mehr isst.

Dieses „Gesetz" musst Du verinnerlichen. Denn rein theoretisch ist es egal, ob Du den ganzen Tag nur Pommes mit Ketchup isst – wenn es am Ende des Tages weniger Kalorien sind, als Du verbrennst, wirst Du nicht zunehmen.

(Das Dein Körper dann irgendwann gefährliche Mangelerscheinungen erleiden wird, steht natürlich auf einem ganz anderen Blatt)

Wo liegt jetzt das Problem?

Ich kann Dir sagen, die Theorie hatte ich verstanden, aber in der Umsetzung gab es zwei Punkte, die ich lange nicht in den Griff bekommen habe:

1.) Das Kalorienzählen – hier war der Durchbruch für mich eine kostenlose App für mein Smartphone, die es mir unglaublich leicht macht, in wenigen Sekunden alles was ich esse zu erfassen, und immer den Überblick behalte. (Die App heißt Yazio – ich habe noch nichts Besseres gefunden und bekomme übrigens keine

Provision für diese „Werbung")

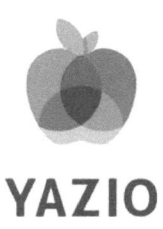 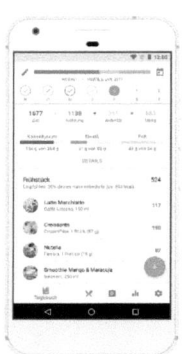

Diese praktische App gibt es für Android und IOS

2.) Und das ist meiner Erfahrung nach ganz oft das Hauptproblem: Ich war über Jahre auf Fast Food, Süßigkeiten und allerlei leckere Sachen so konditioniert, dass ich schon bei dem Gedanken daran, darauf zu verzichten schon wieder schwach geworden bin.

Oder ich habe es so lange durchgehalten, bis

ich beim gemeinsamen Essen mit meiner Familie oder bei einem beruflichen Essen nicht als „Spielverderber" gelten wollte und meine Vorsätze wieder über den Haufen geworfen habe.

Der echte Durchbruch für mich war aber tatsächlich die Verinnerlichung des Kaloriendefizits in seiner ganz einfachen Form.

Und jetzt kommts: Vergiss am Anfang alle Grundsätze gesunder Ernährung!

Das klingt richtig bescheuert, ich weiß…

Aber ich war echt ein ganz harter Fall. Alles was irgendwie mit Verzicht zu tun hatte, hat bei mir nicht oder nur kurzfristig funktioniert.

Ich könnte wetten, da Du dieses Buch gekauft hast, geht es Dir ähnlich. Du hast bestimmt auch schon so einiges versucht und bist gescheitert, oder?

Falls nicht hast Du Glück – denn Du erfährst von mir jetzt die Methode, die sicher funktioniert.

Also warum gesunde Ernährung vergessen?

Natürlich sollst Du Dich gesund ernähren.

Was ich damit meine ist aber, Du musst keine gesunden Sachen essen, um abzunehmen.

Und diese Erkenntnis, wird Dir am Anfang Deines Weges Deine ersten genialen Erfolgserlebnisse bescheren.

Gerade für Junk Food Konsumenten, die sich jahrelang an Mc Donald´s & Co. Gewöhnt haben, ist das ein Segen!

Du musst nicht von heute auf morgen mit all Deinen Gewohnheiten brechen und dadurch zusätzlich eine enorme Willenskraft aufbringen.

Dann hol Dir eben einen Cheeseburger bei Mc Donald´s!

Wichtig ist nur: Schreib die Kalorien auf und überschreite nicht Deine festgelegte maximale Kalorienzahl pro Tag.

Es ist am Anfang unfassbar, aber es funktioniert! Beachte diese einzige Regel und Du kannst das

Abnehmen nicht verhindern!

Es gibt tatsächlich die eine oder andere Studie darüber, z.B. haben Wissenschaftler in der USA in einem Selbstversuch bewiesen, dass man selbst dann abnimmt, wenn man sich nur von Schokolade ernährt – solange Du im Kaloriendefizit bleibst.

Wie z.B. der Selbstversuch von Mark Haub, Professor an der Universität in Kansas/USA. Dieser Wissenschaftler hat sich im Rahmen einer Studienarbeit 10 Wochen nur von Fast Food, Schokoriegeln und Co. ernährt.

Trotzdem achtete er jeden Tag darauf, nicht mehr als 1800 Kalorien aufzunehmen und hat dadurch fast 13 kg abgenommen.

Der Versuch war zwar erfolgreich, doch auch der Ernährungswissenschaftler selbst war der Meinung, dass diese Art von Diät nicht gesund ist.

Das eine Ernährung nur von Schokolade sehr schnell zu gesundheitlichen Problemen führen wird und Du ganz schnell Mangelerscheinungen haben wirst, ist ein anderes Thema.

Das Abnehmen würde aber rein theoretisch auch

nur mit Schokolade funktionieren.

Trotzdem ist diese Erkenntnis extrem wichtig, wenn Du mal wieder Heißhunger auf etwas verspürst. Du kannst tatsächlich essen, was Du willst – behalte einfach nur die Kalorienanzahl im Blick.

Später, wenn es darum geht Deinen Körper weiter zu definieren, kommst Du irgendwann nicht mehr drum herum, auch darauf zu achten, wie sich Deine Nahrung zusammensetzt.

Dann bist Du aber schon so etwas wie ein Profi und die Ausgangssituation ist eine ganz andere.

Was Du am Anfang am wichtigsten brauchst, ist einen Motivationsschub, der Dir hilft dabei zu bleiben.

Das Abnehmen an sich ist natürlich ein großer Teil der Motivation, aber abzunehmen und dabei essen zu können, was man will – gibt Dir das Gefühl endlich das System gehakt zu haben und der allwissende Messias zu sein...

Grundsatz Nr. 2: Hör mit diesem Diät Mist endlich auf!

Warum funktionieren Diäten nie?

Ich behaupte mal, jeder der schon eine Weile den Wunsch mit sich herumträgt abzunehmen, hat auch schon irgendeine Diät ausprobiert.

Wahrscheinlich hast auch Du schon irgendwann ein paar Kilo mit einer Diät abgenommen, stimmts?

Das Problem aller Diäten ist, dass Du auf irgendetwas verzichten musst. Bei Low Carb verzichtest Du z.B. auf Kohlenhydrate, beim Intervall Fasten verzichtest Du einige Stunden komplett auf Essen, usw.

Der normale Abnehmwillige geht also erstmal auf die Suche nach einer Methode zum Abnehmen, die am besten zu ihm passt.

Bei der er also auf etwas verzichten muss, das ihm am wenigsten schwerfällt.

Und jetzt beginnt das Scheitern eigentlich schon.

Wenn Du also z.B. bei einer Low Carb Diät (die übrigens auch viele Vorteile hat) nicht zu den 0,1% der Bevölkerung gehörst, die Kohlenhydrate aller

Art hassen, sondern zu uns „Normalen", die Pommes oder Spaghetti gerne essen, oder für die zu einem genussvollen Frühstück am Sonntag einfach frische Brötchen dazugehören, wirst Du irgendwann nicht mehr darauf verzichten wollen und können.

Diäten versagen, weil Sie Dir keine dauerhafte Ernährungsumstellung ermöglichen, sondern nur dabei helfen, über einen gewissen Zeitraum mit mehr oder weniger starkem Willenseinsatz, ein paar Kilo abzunehmen.

Dabei ist der Ablauf bei Diäten immer der Gleiche:

Irgendwann bist Du soweit und hast den Entschluss gefasst endlich abzunehmen und hast Dir eine „passende" Diät ausgesucht.

Am Anfang hast Du noch so viel Willenskraft, dass Du tatsächlich abnimmst, da Du Deine Ernährung mehr oder weniger radikal umgestellt hast.

Du nimmst weniger Kalorien zu Dir – also nimmst Du auch ab.

Nach ein paar Tagen oder vielleicht auch erst nach 2-3 Wochen fängt es aber langsam aber sicher an, Dich zu nerven und der Drang nach dem, was Du nicht haben darfst, wird immer größer.

Dieser Drang wird ganz besonders schlimm bei extremen Verzicht Diäten, wie z.B. der Kohlsuppen Diät.

Irgendwann hast Du die Schnauze voll. Vielleicht bist Du der Typ, der anfängt sich ab und zu mal wieder etwas zu gönnen oder immer öfter Anlässe findet, die Diät unterbrechen zu müssen.

Vielleicht bist Du ja aber auch der Typ, der mit einem Schlag laut auf den Tisch haut und sich sagt: „Warum die ganze Quälerei? Ich esse wieder was mir Spaß macht, denn ich will nicht mein Leben lang auf alles verzichten!"

Egal wie, das Ende vom Lied ist, die Diät wird abgebrochen oder nicht mehr konsequent durchgezogen und die mühsam verlorenen Kilos sind genauso schnell wieder drauf.

Jo-Jo Effekt nennt man das dann und nach jeder Diät multipliziert sich Dein Frust.

Du schaffst es zwar, abzunehmen, aber Du schaffst es nicht, Dein Gewicht danach auch zu halten.

Und das ist das eigentliche Dilemma. Jeder hat es

schon mal irgendwie geschafft, abzunehmen – aber nur ganz wenige schaffen es, danach auch das Gewicht zu halten.

Das ist eben so, wenn Du Dich kurzfristig zu etwas zwingst und danach wieder in alte Gewohnheiten zurückfällst.

Du musst der Wahrheit ins Gesicht schauen: Wenn Du stark übergewichtig bist, muss Dir klar sein, dass Dein Verhältnis zum Essen gestört ist!

Das kann sich darin äußern, dass Du übergroße Portionen mittlerweile als normal ansiehst, oder auch, dass Du durch das Essen etwas kompensieren musst.

Bevor Du das nicht erkennst und bereit bist, an Deinem Essen grundlegend etwas zu ändern, wirst Du immer wieder zurückfallen und Dich selbst sabotieren.

So abgedroschen wie das klingt, der einzige Weg zum dauerhaften schlank sein ist der, Ernährungsgewohnheiten zu haben, die Dich nicht fett machen.

Und wenn Du jetzt fett bist, dann hast Du die falschen Ernährungsgewohnheiten.

Da gibt es nix zu rütteln. Änderst Du Deine Essgewohnheiten nur für einen kurzen Zeitraum, dann nimmst Du danach alles wieder zu.

Deswegen kann alles, was auf irgendeinem Verzicht basiert nicht funktionieren!

Die wirkliche Schwierigkeit liegt nicht im Abnehmen an sich. Das kann jeder.

Die echte Kunst ist abzunehmen und danach nicht mehr zuzunehmen.

Bei meiner Abnehm-Methode geht es nicht darum, mal schnell ein paar Kilo abzunehmen. Es geht darum, Dein Essverhalten wieder so zu normalisieren, dass Du auch schlank bleibst.

Grundsatz Nr.3: Ernährung vor Sport!

Früher, als ich 18, 19 Jahre alt war und 5x die Woche im Training war – ich war damals besessen vom Karate Training – war es egal, was und wie viel ich gegessen habe.

Ich war trotzdem schlank und durchtrainiert. Ich musste mir nie Gedanken über meine Ernährung machen.

Das Zunehmen kam bei mir mit dem Start ins Berufsleben, als der Sport in meinem Leben nach und nach in den Hintergrund geraten ist.

Trotzdem hat das Prinzip „Dann mache ich halt wieder etwas mehr Sport" noch lange bei mir funktioniert, um zwischendurch mal wieder etwas abzunehmen.

Irgendwann dreht sich das.

Bei dem Einen früher und bei dem Anderen später.

Wie oft habe ich in den letzten Jahren gedacht: „Ich war doch diese Woche schon 3x Joggen – wieso habe ich zugenommen?"

Da Du dieses Buch liest, gehe ich mal davon aus, Du gehörst auch nicht zu den Glücklichen, die mal eben ein paar Mal Joggen gehen und alles ist wieder gut.

Ich kann Dich aber beruhigen, das geht den meisten Menschen so.

Du musst Dir im Klaren sein: Den Kampf gegen das Übergewicht gewinnst Du in der Küche – nicht auf dem Sportplatz!

Sport kann zu einem Abnehmturbo werden und Dir helfen, noch schneller und gesünder abzunehmen, aber Du wirst durch Sport nie eine ungesunde Ernährungsweise kompensieren können.

Außerdem ist es viel effektiver und einfacher Kalorien in der Ernährung einzusparen, als durch Sport zu verbrennen.

Ein Beispiel:

Um täglich 500 Kalorien zu sparen, kannst Du entweder jeden Tag 45 Minuten Joggen gehen, oder Du isst die Spaghetti nicht mit der Schinken-Sahne Soße, sondern nur mit Tomatensoße.

Vor allem, wenn Du wie ich berufstätig bist und 2 Kinder hast, wird es immer schwieriger regelmäßig Sport zu machen.

Versteh mich nicht falsch, es ist optimal, wenn Du viel Sport treibst und aktiv bist – es ist nur so, dass gemessen am Zeit- und Willensaufwand – es für Dich einfacher sein wird, die gleichen Kalorien bei der Nahrung einzusparen, als durch Sport zu verbrennen.

Aber jede Form der Bewegung verbrennt Kalorien. Und Kalorien verbrennen hilft beim Abnehmen.

Mach es auch hier wie bei so vielen Dingen im Leben: Suche Dir einen Mittelweg, den Du auch durchhältst, und setze Dir keine extremen Vorsätze, die Du eh nicht durchhältst.

Ich bin beim Sport ein Fan von Etappen.

Es ist völlig ok, wenn Du am Anfang nur auf Deine Ernährung achtest. Nach den ersten Abnehmerfolgen integriere z.B. ein paar leichte Walking oder Jogging Einheiten. Hör auf den Fahrstuhl zu nehmen und benutze die Treppe.

Wenn Du erstmal im „Abnehm-Flow" bist, kommt die Lust auf Sport von ganz alleine. Steigere Deine Einheiten, wenn Du bereit dafür bist.

Grundsatz Nr. 4: Abnehmen kann jeder. Nicht wieder zunehmen ist das wahre Geheimnis

Bestimmt hast auch Du in Deinem Leben schon einmal ein paar Kilo abgenommen. Hast Du das auch durch einen kurzfristigen Verzicht erreicht?

Wie lange hat es gedauert, bis Du wieder zugenommen hast?

Ich kann Dir aus jahrelanger Erfahrung versichern: Genau dieses Problem wird bei allen klassischen Diäten verschwiegen.

Es gibt hunderte funktionierende Möglichkeiten schnell abzunehmen, aber das wahre Geheimnis liegt nicht im Abnehmen, sondern darin, Deine Essgewohnheiten so umzustellen, dass Du auch dauerhaft damit leben kannst.

Ernährungsumstellung klingt immer nach Verzicht und nach gesundem Essen, das meistens nicht schmeckt.

Kommen Dir bei den Worten langfristige, gesunde Ernährungsumstellung auch sofort Bilder von geschnipselter Rohkost in den Kopf?

Genau da liegt das Problem aller Diäten. Egal wie sie alle heißen, keine Diät ist alltagstauglich, wenn dabei irgendetwas verboten ist.

Es liegt in der Natur des Menschen: Wenn es verboten ist Schokolade zu essen, wird der Heißhunger darauf immer größer.

Wenn Du keine Kohlenhydrate mehr essen darfst, gehe ich jede Wette ein, dass Du irgendwann durchdrehst, nur um endlich wieder Pommes, Nudeln oder Pizza essen zu dürfen.

Egal wie viel Du abnehmen konntest, indem Du während einer Diät irgendein bestimmtes Konzept durchgezogen hast, fast immer nimmst Du früher oder später wieder zu.

Deswegen vergiss diese „10 Kilo in 10 Tagen" - Ramsch Programme.

Mit meinem Konzept löst Du das eigentliche Problem: Du nimmst nicht nur ab, sondern vor allem wirst Du nicht wieder zunehmen.

Dabei geht es nicht darum, aus Dir einen Gesundheitsapostel zu machen, sondern ich helfe Dir dabei, einfach wieder ein normales

Essverhalten zu lernen.

Und wie der Buchtitel schon verrät, gibt es bei mir keine Verbote. Ob Du Spaghetti Fan bist, oder Deine Currywurst liebst – Du wirst alles in Dein Essen integrieren können.

Der Moment der Stagnation

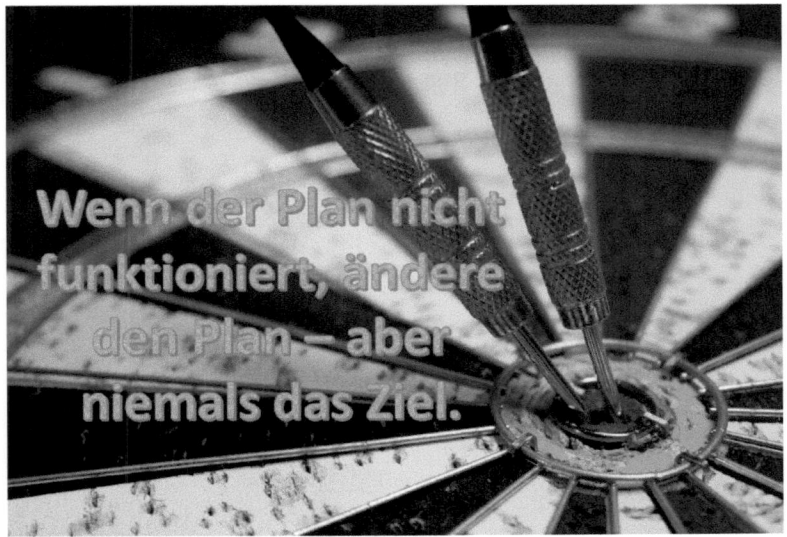

Wenn Du schon mal irgendeine Diät versucht hast, kennst Du folgende Situation bestimmt auch:

Die ersten Abnehmerfolge sind da. Du hältst Dich mehr oder weniger konsequent an die Vorgaben der Diät und dann…

Es passiert nichts mehr. Du stehst auf der Waage, eigentlich solltest Du laut Deinen Berechnungen abgenommen haben, aber nichts!

Sofort kommen Gedanken wie „Wozu dann die ganze Quälerei?" oder „Bei meinem Stoffwechsel funktioniert das einfach nicht!".

Frust kommt auf und sofort ist die innere Stimme da, die Dir sagt „Ach komm, es ist doch auch gar nicht so schlimm... Wenn Du Dir alles verbietest, wo bleibt da der Spaß im Leben?"

Dieser Moment ist extrem gefährlich und führt oft sehr schnell dazu, dass die innere Stimme siegt und Du Dein Abnehmvorhaben beendest.

Mach Dir deswegen jetzt schon klar: Stagnation ist ganz normal auf dem Weg zur Traumfigur.

Schwach zu werden und auch mal kalorientechnisch völlig aus dem Ruder zu laufen ist völlig normal.

Du bist keine Maschine.

Warum Du auch mal eine Zeit lang nicht abnimmst, obwohl Du Dich an Deine Kalorienvorgabe hältst, kann viele Gründe haben, die auch ich nicht immer logisch nachvollziehen kann.

Es ist aber völlig normal.

Sollte das allerdings mal länger als eine Woche so sein, ist es wahrscheinlich notwendig, Deinen Kalorienbedarf neu zu berechnen und nach unten anzupassen.

Ich hatte diese Phase nach den ersten 6 kg.

Als ich dann meine tägliche Kalorienzahl um 200 verringert habe, ging es wieder weiter mit dem Gewichtsverlust.

Ich kann Dir an der Stelle nur nochmal die App Yazio empfehlen – das macht solche Berechnungen und Spielereien total einfach.

Mach Dich nicht verrückt beim täglichen Wiegen.

Auf und Ab´s sind auf dem Weg nach unten das normalste der Welt.

Beim Abnehmen geht es eben nicht linear nach

unten. Das schafft keiner.

Ich hatte ganz oft die Situation, dass ich nach einer Woche wieder zugenommen hatte. Hab Vertrauen in die Gesetzmäßigkeit des Kalorienzählens.

Wenn Du ein schnelles Kilo zugenommen hast, kannst Du das genauso schnell wieder abnehmen.

Wichtig ist, dass Du am Ende eines Monats Gewicht verloren hast und ein positives Fazit ziehen kannst.

Wie berechne ich meinen Kalorienbedarf?

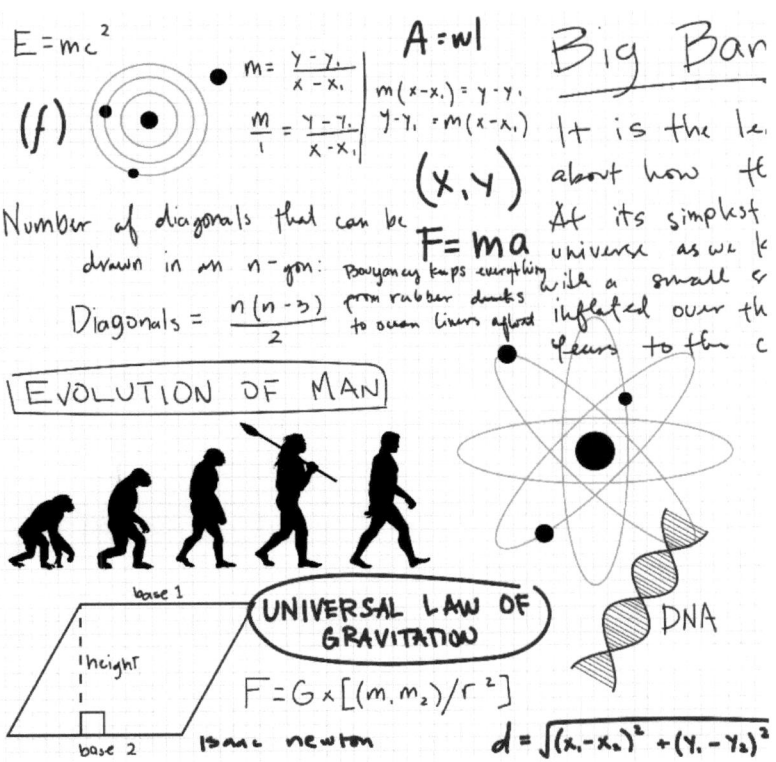

Hast Du keine Lust auf Theorie?

Dann kannst Du das Ganze abkürzen und Dir mit einer App wie z.B. Yazio Deinen Kalorienbedarf sehr einfach berechnen lassen.

Interessieren Dich die Zusammenhänge? Dann lies weiter…

Ob es das Wort „Kalorienbedarf", „Grundumsatz" oder „Kaloriendefizit" ist – gehört hast Du sie bestimmt alle schon mal irgendwo, doch so wirklich wusste ich nicht, in welchem Zusammenhang sie zueinanderstehen und wie ich sie fürs Abnehmen nutzen kann.

In diesem Kapitel geht es um den Kalorienbedarf eines jeden Menschen, wie er zustande kommt und wie Du ihn für Dich selbst ganz leicht ausrechnen kannst.

Das Wort „Kalorienbedarf" lässt sich allerdings nicht ohne das Wort „Grundumsatz" erklären. Fangen wir also deshalb damit an.

Wie ein Auto seinen Treibstoff braucht, so braucht auch der menschliche Körper seine Energie.

Diese Energie bezeichnen wir als **Kalorien (Maßeinheit = kcal)**.

Der **Grundumsatz** eines jeden Menschen beschreibt die Kalorienmenge, die benötigt wird, damit der Körper bei <u>völliger Ruhe</u> genügend Energie für alle wichtigen Lebensvorgänge, wie zum Beispiel den Stoffwechsel hat. Anders ausgedrückt bedeutet das, dass solange Du Deinen Grundumsatz zu Dir nimmst, Du weder zu- noch abnimmst.

Die Meinungen über durchschnittliche Grundumsätze gehen weit auseinander und so ziemlich jeder hat seine eigene fachliche Meinung dazu. Ganz genau und individuell kann man ihn teuer bei Ernährungswissenschaftlern ausrechnen lassen.

So einen Aufwand brauchst Du allerdings nur dann zu betreiben, wenn Du Leistungssportler bist oder Krankheiten hast, die dies erfordern. Leichte Abweichungen von ein paar Kalorien sind nämlich nicht ausschlaggebend für Deinen Erfolg.

Da ich im Grunde meines Herzens ein fauler Hund bin, nutze ich persönlich auch dafür meine geliebte Yazio App, die mir anhand meiner persönlichen Körperwerte automatisch berechnet, wie viele Kalorien ich täglich zu mir nehmen darf.

Trotzdem beschreibe ich hier auch den „manuellen" Weg, mit dem Du Dir alle Werte ganz einfach selbst ausrechnen kannst.

Los geht´s:

Bei Männern wird gesagt, dass der Grundumsatz durchschnittlich zwischen 1.800 – 2.600 kcal liegt und bei Frauen zwischen 1.400 – 2.000 kcal. Abhängig sind diese Werte von dem Gewicht, der Größe, dem Alter, etc. und können dementsprechend auch stark schwanken (deshalb auch die breiten Durchschnittswerte).

Als Faustformel, um Deinen eigenen Grundumsatz auszurechnen und einen ungefähren Überblick zu bekommen, habe ich die „Harris-Benedict-Formel" ausgewählt.

Es gibt natürlich mehrere Formeln und Berechnungen, sie unterscheiden sich jedoch in ihren Endergebnissen meist nur um plus/minus 50 kcal.

Die „Harris-Benedict-Formel" sieht aus wie folgt:

1. Für Männer:

66,46 + (13,7 * Körpergewicht in kg) + (5 * Körpergröße in cm) – (6,8 * Alter in Jahren) = Grundumsatz in kcal

Anhand eines Beispiels können wir die Rechnung einmal gemeinsam durchgehen. Nehmen wir den typischen Max Mustermann, der beispielsweise 33 Jahre alt ist, 1,87m groß und 88,5 kg schwer. Bei ihm sähe die Berechnung folgendermaßen aus:

Schritt 1 - Persönliche Angaben in die Rechnung einfügen:

66,46 + (13,7 * **88,5**) + (5 * **187**) – (6,8 * **33**)

Schritt 2 - Klammern ausrechnen:

66,46 + **1.212,45 + 935 – 224,4**

Schritt 3 - Endgültig ausrechnen:

66,46 + **1.212,45 + 935 – 224,4** = **1.989,51** kcal

Wenn also unser Max Mustermann den ganzen Tag im Bett ruhig liegend verbringen würde, dann würde er 1.989,51 kcal verbrennen. Anders ausgedrückt: Er könnte 1.989.51 kcal in 24 Stunden zu sich nehmen, ohne zu- oder abzunehmen.

2. Für Frauen:

655,1 + (9,6 * Körpergewicht in kg) + (1,8 * Körpergröße in cm) – (4,7 * Alter in Jahren) = Grundumsatz in kcal

Auch hier nehmen wir wieder ein Beispiel zur Verdeutlichung: Sabrina Siebenmorgen (der Name hat natürlich nichts mit Puh dem Bär zu tun) ist 23 Jahre alt und wiegt bei einer Körpergröße von 1,62m 61,5kg.

Schritt 1 - Persönliche Angaben in die Rechnung einfügen:

655,1 + (9,6 * **61,5**) + (1,8 * **162**) − (4,7 * **23**)

Schritt 2 - Klammern ausrechnen:

655,1 + **590,4** + **291,6** − **108,1**

Schritt 3 - Endgültig ausrechnen:

655,1 + **590,4** + **291,6** − **108,1** = **1.428,6** kcal

Nun ist es noch so, dass nicht jeder Mensch den gleichen Job ausübt oder das gleiche Hobby hat. Sie unterscheiden sich in dem Grad der Anstrengung, also auch im Grad der benötigten Energie, um die Tätigkeiten auszuführen. Auch diesen Faktor kannst du noch in die Formel mit einfließen lassen.

Genannt wird dieser Faktor PAL-Faktor (PAL = Physical Activity Level).

Mit diesem muss Dein schon ausgerechneter Grundumsatz multipliziert werden.

Anhand der folgenden Liste kannst Du entscheiden, in welche Kategorie Du fällst:

Aktivität	Beispiel	Faktor
Schlafen		0.95
Nur sitzend oder liegend	Bettlägerige Menschen	1.2
Sitzend, geringe körperliche Aktivität	Bürojob am Schreibtisch	1.4-1.5
Größtenteils sitzend, und gehend	Schüler, Studenten, Taxifahrer	1.6-1.7
Meist nur stehend und gehend	Kellener, Handwerker, Verkäufer	1.8-1.9
Anstrengende körperliche Arbeit	Leistungssportler, Landwirte	2.0-2.4

Beispiel: Sabrina Siebenmorgen hat einen Grundumsatz von gerundet 1.430 kcal pro Tag.

Wenn sie am Wochenende ihren Nebenjob ausübt, müsste sie folgende Berechnung machen: 1.430 * **1.8 = 2.574 kcal**

Um genügend Energie während ihrer Schicht zur Verfügung zu haben, sollte Sabrina 2.574 kcal zu sich nehmen.

Wo genau liegt aber nun der Unterschied zwischen dem Grundumsatz und dem Kalorienbedarf?

Der **Kalorienbedarf** unterscheidet sich im Vergleich zum Grundumsatz darin, dass er die Kalorienmenge mit einbezieht, die Du mit sportlichen Tätigkeiten verbrauchst. Diese verbrauchten Kalorien nennt man **Leistungsumsatz.** Um es vereinfacht darzustellen, nutzen wir diese Gleichung:

Grundumsatz + Leistungsumsatz = Kalorienbedarf

Das wäre die Theorie. Wie aber kannst Du diese Informationen nutzen, um abzunehmen? An der Stelle kommt das dritte Wort ins Spiel, das **Kaloriendefizit.**

Um nämlich Deinen Körper dazu zu bringen, an Gewicht zu verlieren, ist ein Defizit an zugeführten Kalorien notwendig.

Um das besagte Kaloriendefizit zu erreichen, musst Du entweder <u>weniger</u> Kalorien zu Dir nehmen oder <u>mehr</u> Kalorien verbrennen.

Zur Veranschaulichung, hier nochmal das Beispiel Max Mustermann. Wie wir ausgerechnet haben, liegt sein Grundumsatz bei 1.989,51 kcal pro Tag. Jetzt hat er das Ziel, Gewicht zu verlieren. Folgende Maßnahmen kann er ergreifen:

1. Er kann weniger Kalorien zu sich nehmen, sodass er unter seinem Grundumsatz von 1.989,51 kcal liegt. Je weiter er darunter liegt, desto schneller nimmt er an Gewicht ab, so die Theorie.

2. Er kann anfangen, Sport zu treiben. Verschiedene Sportarten verbrennen unterschiedlich viele Kalorien.

Der Plan zum Traumkörper

Wie ich also gerade schon beschrieben habe, führt ein Kaloriendefizit immer zu Gewichtsverlust.

Nun könnte man denken, dass man einfach so wenig wie möglich Kalorien zu sich nehmen muss, bestenfalls noch mit ganz viel Ausdauersport gepaart, und schon hat man in drei Wochen sein Traumgewicht erreicht.

Doch genau das ist der falsche Weg, wenn Du langfristig Erfolg haben willst und von dem JoJo Mist wegkommen willst.

Wenn Du nämlich mit viel Sport und weniger Nahrungszufuhr ein Kaloriendefizit von beispielsweise 1.200 kcal schaffst, wirst Du zunächst auf der Waage zwar schnell sehen wie die Kilos purzeln.

Doch das hört spätestens nach 3-4 Wochen auf, falls Du ein so großes Defizit überhaupt so lange aufrechterhalten kannst.

Warum ist zu viel Kaloriendefizit kontraproduktiv?

Dein Körper versetzt sich in dieser Situation im wahrsten Sinne des Wortes in Alarmbereitschaft.

Er denkt, dass nun eine Hungerphase auf unbestimmte Zeit angebrochen hat, wie es in der Steinzeit manchmal der Fall war, wenn lange keine Beute nach Hause gebracht wurde.

Die paar Nährstoffe, die noch aufgenommen werden, werden sofort in deinen Fettzellen gespeichert und nur das allernötigste wird verbraucht. Dabei ist Dein eigentliches Ziel doch, die schon als Fettzellen eingespeicherten Nährstoffe zu verbrennen!

Und als wäre das noch nicht genug, kommt danach auch noch dieser verfluchte JoJo-Effekt ins Spiel.

Wenn Du nämlich wieder anfängst, wie vorher zu essen, speichert dein Körper als Schutzmaßnahme vor der nächsten Hungerphase erst recht alles in die Fettzellen ein, damit er das nächste Mal auch ja genügend Nährstoffe zur Verfügung hat.

Und in Null-komma-Nichts hast Du nicht nur dein altes Gewicht wieder auf den Rippen, sondern schlimmstenfalls noch mehr.

Wie kriegt man es aber nun hin, gesund und nachhaltig abzunehmen? Mach es cleverer und plane Dein Abnehmen gezielt!

Um zu vermeiden, dass Dein Körper instinktiv alles direkt in die Fettzellen einlagert oder der gefürchtete JoJo-Effekt eintritt, solltest Du Dein Kaloriendefizit nicht allzu hoch ansetzen.

Hier gibt es eine Faustformel, anhand der man mit ein bisschen Mathematik leicht ableiten kann, wie viel Gramm man, mit welchem Kaloriendefizit pro Woche abnehmen kann.

Um das auszurechnen solltest Du wissen, dass ein Kilogramm Körperfett ungefähr 7.000 Kalorien sind und, dass man unter „gesundem abnehmen" maximal 500 g pro Woche versteht.

Du kannst dein Kaloriendefizit auch höher ansetzen, bis zu 1.000 kcal am Tag.

Doch da die Wahrscheinlichkeit sehr gering ist, dies auf Anhieb ohne Vorkenntnisse durchzuhalten, sowohl mental als auch physisch, rate ich von einem so drastischen Defizit ab.

Das bedeutet, dass Du, um ein Kilogramm Körperfett zu verlieren, für ein Kaloriendefizit von 7.000 kcal sorgen musst.

Jetzt kannst Du Dir ganz leicht selbst ausrechnen, dass Du pro Tag ein Kaloriendefizit von 500 kcal erreichen musst, um in beispielsweise zwei Wochen ein Kilogramm Körpergewicht zu verlieren.

Dieses Wissen kannst Du nun nutzen, um in die Praxis überzugehen.

Bevor Du mit dem ersten Schritt starten kannst, sollest Du Dir für zwei Wochen einen Überblick verschaffen, wie viele Kalorien Du pro Tag zu Dir nimmst.

Dies ist sehr wichtig, um dann zu entscheiden, welches Kaloriendefizit Du wählst.

Am Anfang ist dieser Teil recht nervig – ich möchte Dir nichts vormachen.

Dir alles auf der Rückseite der Essensprodukte durchzulesen, auszurechnen wie viel genau eine Scheibe Käse hat, wiegen wie viel Gramm 2 Stückchen Schokolade haben – ich habe all das selbst hinter mir.

Viel Arbeit erspart da – wie schon erwähnt eine App wie Yazio.

Alternativ kannst Du Dir auch ein schönes Notizbüchlein zulegen, vielleicht sogar einen Terminkalender, wo Du dann Deine Ergebnisse eintragen kannst.

Wenn Du jedoch erstmal einen Überblick darüber bekommen hast, weiß Du schnell automatisch, wie viele Kalorien zum Beispiel genau diese Scheibe Käse von genau dieser Marke hat.

Das ist nämlich die gute Nachricht: Dieser nervige Teil automatisiert sich in Deinem Gehirn irgendwann.

Nun weißt Du, wie viele Kalorien Du pro Tag zu Dir nimmst. Wenn Du dann Deinen Grundumsatz ausrechnest und mit dem PAL-Faktor multiplizierst, kannst du sehen, wie groß die Differenz ist, die Du zu viel isst.

Zur Verdeutlichung nochmal unser lieber Max Mustermann:

Er arbeitet im Büro. Er muss seinen Grundumsatz von 1.989,51 kcal mit dem PAL-Wert 1,4 multiplizieren.

Sein täglicher Umsatz beträgt dann (ohne sportliche Tätigkeiten) aufgerundet **2.690 kcal**. Nun hat er in den letzten zwei Wochen herausgefunden, dass er im Schnitt täglich **3.100 kcal** zu sich nimmt, er liegt also rund **590 kcal über** seinem Wert, bei dem er weder zu- noch abnehmen würde.

Da Max über alle Maßen motiviert ist, entschließt er sich, ein Kaloriendefizit von 200 kcal einzuplanen.

Aber Moment mal – Du dachtest, er wäre so motiviert, wieso dann ein Kaloriendefizit von „nur" 200 kcal?

Die Antwort ist, da er ja schon auf die 590 kcal, die er über seinem Idealwert liegt, verzichten muss!

Er startet seinen Weg also mit einem subjektiven Defizit von **790 kcal**.

Was Du für Dich aus dem Beispiel ziehen solltest,

ist, dass es sein kann, dass Du Dich erst einmal an Deinen normalen Kalorienbedarf gewöhnen musst, bevor Du ein wirkliches Defizit in Betracht ziehen kannst.

Aber auch hier gibt es eine richtig gute Nachricht: Da Dein Körper sich schon an den Überschuss an Kalorien gewöhnt hat, wirst Du trotzdem abnehmen!

Auch wenn Du „nur" Deinen normalen, täglichen Kalorienbedarf zu Dir nimmst. Dieser Idealwert beschreibt nämlich den Wert, bei dem Du mit deinem <u>Idealgewicht</u> weder zu- noch abnehmen würdest.

Im Umkehrschluss: Dieser Idealwert an Kalorien reicht nicht, um den dicken Körper dick zu halten. Er muss an Fettzellen abbauen.

Da der Mensch ein Gewohnheitstier ist, solltest Du Dir noch, bevor Du Dich für ein tägliches Kaloriendefizit entscheidest, bewusst machen, dass wie oben schon angesprochen, <u>Aller Anfang schwer</u> ist.

Um eine Gewohnheit zu etablieren, musst Du **2 Wochen** aktiv durchhalten.

Wähle Dein Kaloriendefizit also so, dass Du vorher schon abschätzen kannst, dass Du es 14 Tage auf jeden Fall hinkriegst.

Diese zwei Wochen sind die Härtesten und dort wird nicht nur Dein Durchhaltevermögen, sondern auch Deine Motivation auf die Probe gestellt.

Was für Dich selbstverständlich kein Problem darstellt, denn Du hast ja schließlich schon dieses Buch gekauft, und bist auf dem besten Weg Dein Ziel zu erreichen!

Nach den zwei Wochen fällt es schon gar nicht mehr so schwer. Du empfindest das Verhalten schon als fast normal und es fordert nicht mehr deine hundertprozentige Disziplin.

Nach weiteren **4 Wochen** ist es für Deinen Körper und Deinen Geist so natürlich, das neue Verhalten durchzuführen, als hättest Du es schon immer so getan.

Also – durchhalten, es lohnt sich!

Falls Du trotzdem Probleme bei Deiner Motivation bzw. Deinem Durchhaltevermögen hast, gibt es auch da ein paar einfache Tricks, um Dir unter die Arme zu greifen.

Dazu später mehr.

Du bist süchtig nach Schokolade, Burger & Co.? Egal! Abnehmen funktioniert trotzdem!

Zu Beginn des Abnehmprozesses mithilfe Kalorienzählen ist es nicht so wichtig, welche Nahrungsmittel man genau zu sich nimmt.

Natürlich ist es besser, direkt von Anfang an sein Kalorienziel mit gesunden Lebensmitteln zu decken, doch es ist nicht notwendig.

Lass Dir diese Tatsache bitte noch einmal auf der Zunge zergehen…

Um abzunehmen, ist es (eigentlich) egal, was Du isst.

Und das macht natürlich vieles einfacher…

Um das Durchhalten zu unterstützen, kannst Du selber abwägen, was dir leichter fällt.

Entweder die **gewohnte Menge an Essen** herunterzuschrauben oder die Menge an Essen beizubehalten, aber durch **gesunde, kalorienärmere Nahrungsmittel** zu ersetzen.

Theoretisch könntest Du dein Kalorienziel anfangs sogar nur mit Schokolade decken, was aber aus vielerlei Gründen natürlich nicht zu empfehlen ist.

Dein Blutzuckerspiegel würde nämlich so schnell abfallen, wie er nach dem Verzehr der Schokolade hochgezischt ist – und genau das verursacht die katastrophalen Heißhungerattacken.

Um diese zu vermeiden, solltest Du also wenigstens darauf achten, Deinen Verzehr an Süßigkeiten und allem, was viel Zucker enthält, herunterzusetzen.

Gegen das Brot am Abend oder den Burger am Mittag ist dennoch nichts einzusetzen – vorausgesetzt, Du hältst Dein Kalorienziel ein.

Im Gegenteil: Wie geil ist das für die Psyche, wenn Du einen Besuch bei McDonalds genauso einplanen kannst, wie z.B. auch das Stück Sahnetorte auf dem

Geburtstag bei Tante Ingrid zum Kaffee.

Mir persönlich ist eine Mischlösung leichter gefallen.

Ich konnte nämlich nicht direkt auf alle Süßigkeiten verzichten. Deshalb habe ich Mahlzeiten, die vorher aus zwei weißen Brötchen mit dick Butter und Fleischwurst und Nutella bestanden, durch Toastbrot mit Butter und Erdbeermarmelade ersetzt.

So hatte ich trotzdem noch das Gefühl auf nichts zu verzichten, hatte aber durch kleine Veränderungen Kalorien eingespart.

Zwei Effekte werden sich jetzt automatisch bei Dir einstellen:

1.) Du wirst viel öfter beim Essen abwägen… Z.B. Ist es mir die Schokolade wirklich wert, dass ich dafür auf die Pommes verzichte?

Das ist das Geniale am Kalorienzählen: Du musst nicht auf alles verzichten, um abzunehmen!

Isst Du natürlich weiter wie bisher und zählst nebenher Deine Kalorien – bringt das nix.

Denn wie ich weiter vorne im Buch bereits erklärt habe, irgendwas läuft bei Deiner Ernährung gerade schief, wenn Du fett bist.

Aber beim Kalorienzählen kannst Du jeden Tag ernährungstechnisch auch mal sündigen, ohne dass Du Dich deswegen schlecht fühlen musst.

2.) Du wirst Mahlzeiten entdecken, hinter denen Du vorher nie eine „typische Abnehm-Mahlzeit" gesehen hättest.

Bei mir waren das z.B. die Spaghetti!

Vorher waren Spaghetti für mich Teufelszeug. Kohlenhydrate - Nudeln sowieso das Symbol für Nahrung, die Du nie essen darfst, wenn Du abnehmen willst. Das hat sich durch das Kalorienzählen bei mir komplett gedreht!

Mit Spaghetti und Tomatensoße kann ich mich richtig satt essen und das bei 350 Kalorien je Portion.

Wer hätte das gedacht?

Es gab Wochen, da habe ich an 4 Tagen Spaghetti mit Tomatensoße gegessen und dabei abgenommen.

Wie oft habe ich mich bei Diätversuchen vorher sagen hören „Ich kann doch nicht mein Leben lang auf Nudeln verzichten!"

Und mal unter uns:

Gibt es etwas Cooleres als eine Spaghetti-Diät?

Die Bedeutungslosigkeit von Fressattacken

Versuche immer das Große, Ganze zu sehen. Oft sind es einzelne Momente, die Dich frustrieren und dazu führen können, dass Du aufgibst.

Glaub mir, wenn es einigermaßen normal bei Dir läuft, wirst Du früher oder später eine Fressattacke haben.

Auch bei mir gab es Zeiten, da habe ich den ganzen Tag ein ideales Kaloriendefizit geschafft und abends dann völlig ohne Verstand alles Mögliche in mich reingestopft.

Natürlich habe ich dann auch das Ergebnis morgens auf der Waage präsentiert bekommen.

Glaub mir aber auch, Dein Verlangen nach Junkfood, Süßigkeiten oder ähnlichen Versuchungen, wird mit der Zeit immer weniger.

Viel wichtiger ist jedoch:

Ob Du mal zwischendurch wieder zunimmst, ist völlig egal!

Nur weil Du zwischendurch mal Rückschläge haben wirst, bedeutet das nicht, dass unser universelles, heiliges Gesetz des Kaloriendefizites nicht mehr funktioniert.

Erstens kannst Du alles, was Du in einem Tag zunimmst, auch locker wieder in einem Tag abnehmen.

Zweitens: Selbst wenn Du eine Woche oder sogar einen Monat dafür brauchst – wenn Du nach einem Jahr zurückschaust, sind solche (übrigens völlig normale) Ausrutscher absolut unbedeutend.

Also fang nicht an Dich zu verurteilen, weil Dein Körper sich völlig verständlicherweise nicht sofort von einem Tag auf den anderen umstellen kann und Du auch mal wieder in alte Verhaltensweisen zurückfällst.

Achte nur darauf, dass Du am nächsten Tag wieder Dein Kaloriendefizit einhältst und speichere den Fehltritt als *"Das hat jetzt einfach mal sein müssen"* ab.

Ich persönlich hatte nach so einem Fresstag immer am Tag darauf eine gesteigerte Motivation und konnte dann auch auf ein paar Kalorien extra verzichten oder habe eine besondere Sporteinheit eingelegt.

Selbst wenn das bei Dir nicht so ist, halte Dich einfach wieder an Dein Kalorienziel und im Nu bist Du wieder auf dem richtigen Weg.

Kleiner Ausflug in die Ernährungswissenschaft...

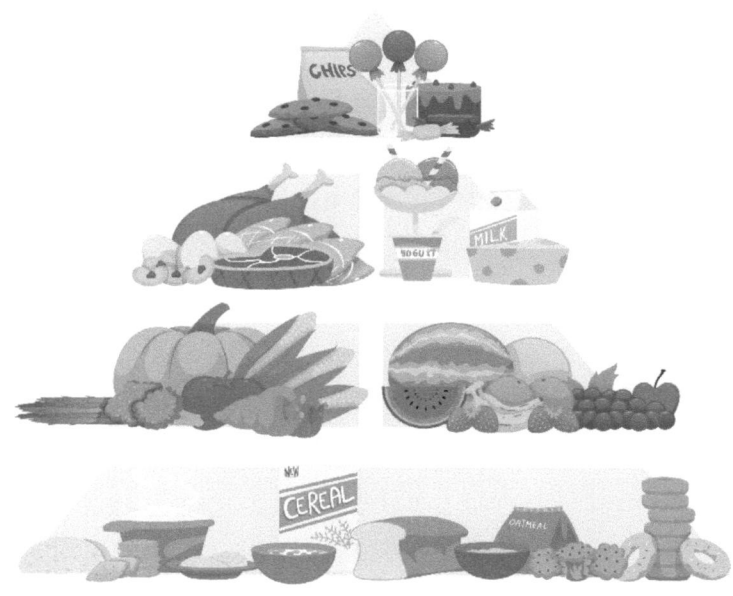

Da ich gerade so schön in Fahrt bin, gibt es jetzt noch etwas mehr Theorie zum Thema Ernährung.

Hier gilt wieder das Gleiche. Abnehmen funktioniert auch ohne dieses theoretische Wissen, wenn Du Dich einfach an Dein Kaloriendefizit hältst. Es schadet aber auch nichts, wenn Du Dir etwas Grundwissen zum Thema Ernährung aneignest.

Warum überhaupt etwas essen?

Nährstoffe und Energie werden z.B. benötigt für die Erhaltung der Körperwärme, das Wachstum, dem Wiederaufbau von Haut, Fingernägeln oder Haaren.

Außerdem benötigt der menschliche Körper Nährstoffe, um die körperlichen Funktionen aufrecht zu erhalten. Zum Beispiel das Gehen, die Bewegung, die Muskeltätigkeit, Organfunktionen oder die Verdauung.

Eine richtige Ernährung sollte den Körper bestmöglich mit lebensnotwendigen Nährstoffen versorgen.

Dazu zählen Eiweiß, Fett, Kohlenhydrate, aber auch Ballaststoffe, Vitamine und Mineralien. Durch ihre ausgewogene Aufnahme verläuft die Verdauung geordnet ab, der Körper hat die Möglichkeit seine optimale Leistung zu erzielen und Abwehrkräfte werden optimal gegenüber allen Krankheiten ausgebildet.

Eine gesunde Ernährung soll Wohlbefinden, Genuss und Freude garantieren. Eine abwechslungsreiche und ausgewogene Ernährung sollte aus einer Vielzahl an pflanzlichen Lebensmitteln bestehen.

Außerdem sollten die Getränke möglichst kalorienarm oder kalorienfrei sein.

Wasser, Gemüsesäfte, Fruchtsaftschorlen und ungezuckerter Tee sind gesund für den Körper. Eher ungesund sind Alkohol, Eistee, Limonaden, Smoothies und Cola.

Auch ein Fruchtsaft sollte nicht ständig unverdünnt getrunken werden. Tierische Lebensmittel sollten nur mäßig zugeführt werden.

Funktion & Aufgabe

Der menschliche Körper setzt sich aus Eiweiß, Fett, Kohlenhydraten, Mineralstoffen und aus Wasser zusammen.

Jedes dieser Bestandteile hat ganz bestimmte Aufgaben und sie brauchen täglich Nahrung. Das Eiweiß befindet sich im Blut, in den Muskeln, in den Haaren, in den Nägeln und allen inneren Organen.

Kohlenhydrate sind im Blut und in der Leber als Glykogen. Außerdem sind Kohlenhydrate in kleinen Mengen in den Muskeln vorhanden.

Mineralstoffe befinden sich in Knochen und Zähnen sowie in Form von Spurenelementen im ganzen Körper. In allen Körperzellen und Körperflüssigkeiten befindet sich sehr viel Wasser.

Jeder Nährstoff hat seine eigenen Aufgaben und Funktionen im Körper des Menschen. Insbesondere Kinder und Jugendliche sollten Eiweiß, Kalzium und Eisen zu sich nehmen, da diese Stoffe für den Muskelaufbau benötigt werden.

Kalzium findet sich in Milch und Milchprodukten wieder, aber auch in Fenchel oder Lauch. Eisen befindet sich in Beeren, Couscous, rotem Fleisch oder in Haferflocken. Kohlenhydrate befinden sich in Vollkornprodukten – Eiweiße z.B. in Fisch oder magerem Fleisch.

Viel Flüssigkeit braucht jeder Mensch, egal ob jung oder alt.

Fett ist wichtig für die Aufnahme fett löslicher Vitamine. Zusätzlich muss der Körper zweifach ungesättigte Fettsäuren über die Ernährung aufnehmen, da er sie nicht selbst herstellen kann. Wird über einen längeren Zeitraum kein Fett zu sich genommen, kann es zu Organschäden kommen.

Die Aufnahme von Kohlenhydraten ist für das Gehirn und die Muskeln notwendig. Durch Kohlenhydrate bleibt so die Körpertemperatur erhalten. Ein Mangel an Kohlenhydraten über kurze Zeit ist nicht sonderlich dramatisch, da der Körper fehlende Kohlenhydrate auch selbst herstellen kann.

Für den Erhalt sowie den Aufbau der Zellen im Körper sind Eiweiße lebensnotwendig. Da die meisten Gewebe und wichtige Teile des Immunsystems auf Proteinen basieren, kann ein Mangel an Eiweißen zu schweren Krankheiten führen.

Ballaststoffe bewirken eine langanhaltende Sättigung, schützen vor Darmerkrankungen und sie tragen zu einer guten Verdauung erheblich bei. Wer zu wenig Ballaststoffe zu sich nimmt, kann unter Verdauungsstörungen leiden oder eine Stoffwechselkrankheit bekommen.

Die Aufnahme von Vitaminen ist entscheidend für die Regelung von Stoffwechselabläufen. Der Körper kann unter Vitaminmangelkrankheiten oder unter einer Einschränkung der Stoffwechselfunktion leiden, wenn zu wenig Vitamine über die Nahrung aufgenommen werden.

Für den Aufbau und den Erhalt des Körpers werden Mineralstoffe benötigt. Ein Mangel an Mineralstoffen oder Spurenelementen kann zum Abbau der Körpersubstanz oder sogar zu spezifischen Mangelerkrankungen führen.

Was benötigt der Körper?

Ohne Nahrung würde der Mensch ca. innerhalb eines Monats verhungern. Aus dem Essen erschließt sich der Körper alle Nährstoffe, die er zum Überleben braucht. Dabei arbeitet er wie ein Kraftwerk und verbrennt die Stoffe, sodass sie ihm Energie liefern.

Etwa die Hälfte der Energie, die der Körper aus der Nahrung gewinnt, wandelt er in Wärme um. Einen Bruchteil verbraucht er bei den Ausscheidungen und um tote Körperzellen abzustoßen, einen anderen Teil benötigt er für die Verdauung selbst.

Den Rest, das sind etwa 40 Prozent, nutzt er zum Beispiel für Herz, Atmung und körperliche Aktivitäten - oder er speichert ihn. Zudem dienen ihm die aufgenommenen Nährstoffe als Bausteine für seine Zellen.

Treibstoff für Muskeln, Nerven und Gehirn

Rund 50 Nährstoffe muss der Mensch über die Nahrung zu sich nehmen, um gesund zu bleiben. Die wichtigsten Energiequellen sind Kohlenhydrate in Form von Stärke und Zucker.

Sie sind der Treibstoff, der Muskeln, Nerven und Gehirn speist. Fett ist ebenfalls ein unverzichtbarer Energielieferant. Daneben polstern sie die inneren Organe und bilden das Material, aus dem die elastischen Hüllen der Zellen bestehen.

An dem Eiweiß in der Nahrung bedient sich der Körper wie aus einem Baukasten: Er setzt damit etwa Muskeln, Haut, Haare, Hormone oder Immunzellen zusammen.

In sehr geringen Mengen muss der Mensch auch Vitamine und Mineralstoffe aufnehmen.

Alle Vitamine und viele Mineralstoffe sind essenziell, also lebensnotwendig, und das bedeutet, dass der Mensch darauf angewiesen ist, diese über die Nahrung aufzunehmen, da der Körper sie in der Regel nicht selbst herstellen kann.

Kohlenhydrate

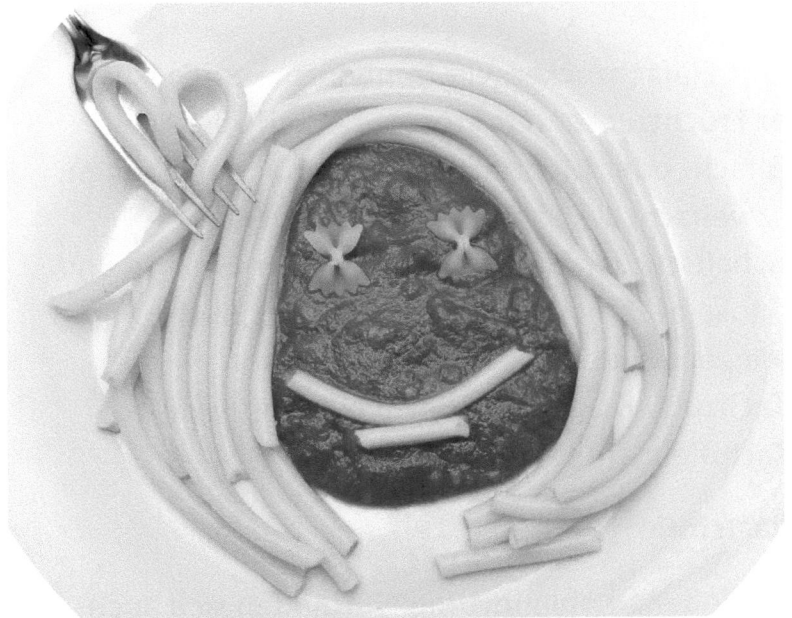

Der Körper braucht Kohlenhydrate

Fehlen Kohlenhydrate über längere Zeit, greift der Körper seine Fettreserven an. Steht beides nicht zur Verfügung, geht es an die Substanz: Der Körper baut Eiweiß ab, Muskeln schwinden. Kohlenhydrate sind nicht wirklich essenziell, weil der Körper sie selbst bilden kann. Dennoch sind sie ein wichtiger Nahrungsbestandteil.

Alle Kohlenhydrate sind chemisch betrachtet Zucker.

Es gibt Einfachzucker wie Traubenzucker (Glukose) oder Fruchtzucker (Fruktose), die sich aber zu Zweifach- oder Mehrfachzucker verbinden können. Ein Zweifachzucker ist zum Beispiel der Haushaltszucker (Saccharose), der aus Glukose und Fruktose besteht. Mehrfachzucker, vor allem Stärke, entstehen aus langen Ketten von Einfachzuckern, die zum Beispiel in Getreide oder in Kartoffeln enthalten sind.

Ballaststoffe

Verschiedene Kohlenhydrate verbinden sich auch zu Ketten, die vom Verdauungsapparat nicht aufgespalten werden können und daher unverdaulich sind.

Das sind die sogenannten Ballaststoffe. Sie kommen in pflanzlichen Lebensmitteln vor. Wenn in den Lebensmitteln Zucker oder Stärke zusammen mit Ballaststoffen vorkommen, etwa in Obst und in Getreidevollkornprodukten, sättigen diese Kohlenhydrate besser und lassen den Blutzucker langsamer ansteigen als solche Lebensmittel, die Zucker oder Stärke ohne Ballaststoffe enthalten, wie zum Beispiel in Süßigkeiten.

Fette

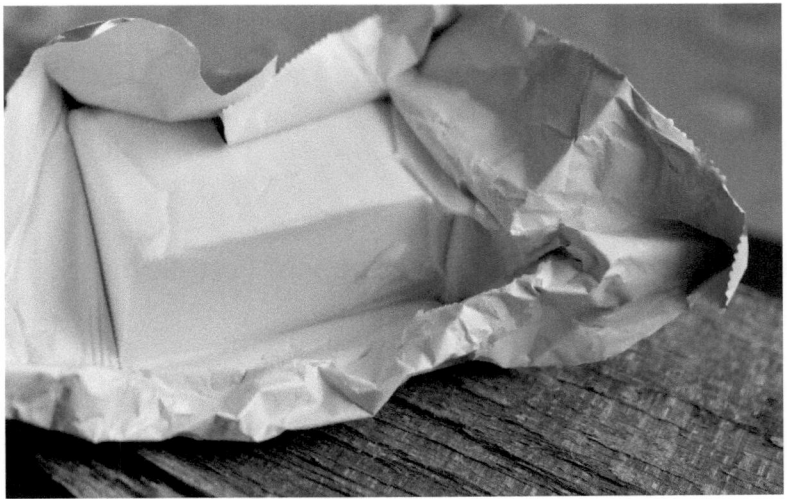

Fett ist neben den Kohlenhydraten ein wichtiger Energielieferant. Es ist eingebettet in die Membran von Zellen und es ist am Stoffwechsel der Zelle beteiligt. Der Körper braucht das Fett, um die Vitamine A, D, E, K und Carotin (die Vorstufe von Vitamin A) aufzunehmen. Außerdem schützt das

Fett ihn vor Kälte und stützt innere Organe. Ohne Fett könnte der Mensch nicht lange überleben.

Ihm würden Energiereserven fehlen, auf die sein Körper in der Not zurückgreifen kann, denn Energie kann nur in Form von Fett gespeichert werden. Das ist eigentlich gut, weil er in der Not wichtige Energiereserven hat - aber schlecht, wenn die Polster zu groß werden und Übergewicht entsteht.

Das bedeutet aber nicht, dass nur zu viel Fett dick macht.

Wäre ja eigentlich logisch: Fett macht Fett. Stimmt aber so nicht.

Übergewicht entsteht in unserer Wohlstandsgesellschaft meistens durch zu viele Kohlenhydrate (hauptsächlich Zucker), denn ein Überschuss an Kohlenhydraten wird in Fett umgewandelt und in Fettpolstern gespeichert.

In Maßen ist Fett unverzichtbar.

Entscheidend ist dabei aber die Art der verzehrten Fettsäuren.

Fachleute unterscheiden zwischen gesättigten, einfach ungesättigten und mehrfach ungesättigten Fettsäuren. Hinzu kommt der fettähnliche Stoff Cholesterin.

Eiweiß (Protein)

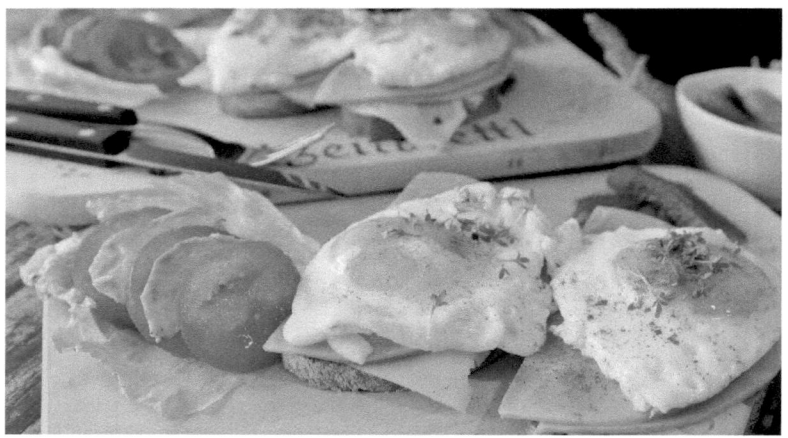

Um Zellen, Muskelfasern, Knochen, Organe, Hormone oder Blut herzustellen, muss der Mensch Eiweiß über die Nahrung aufnehmen. Diese wichtigen Lebensbausteine wandelt der Körper dann in eigene Proteine um.

Die Nahrung sollte daher mindestens zu 20 Prozent aus proteinhaltigen Nahrungsmitteln bestehen wie Fleisch, Eiern, Milch- oder Milchprodukten und Fisch. Pflanzliches Eiweiß steckt vor allem in Getreide, Kartoffeln, Nüssen, Hülsenfrüchten und Soja.

Ich selbst bin Vegetarier und versuche auch so wenig wie möglich, Milchprodukte zu verwenden, und nehme trotzdem genug Eiweiß zu mir.

Als Energielieferant ist Eiweiß dagegen eher ein Spätzünder. Um Eiweiß zu zerlegen, braucht es viel Zeit.

Der Baustoff ist zudem des Körpers letzte Reserve, die er nur im Notfall angreift - etwa in Hungerphasen oder bei schweren Krankheiten. Fehlt Eiweiß, kommt es beispielsweise zu Wachstumsschäden, Muskelschwund oder Veränderungen im Blutbild.

Zwölf Aminosäuren stellt der Körper selbst her

Das in der Nahrung enthaltene Eiweiß wird von Enzymen verdaut und in 20 verschiedene Aminosäuren zerlegt. Diese wandern durch den Dünndarm ins Blut und werden in den Zellen in einer bestimmten Reihenfolge zu Körpereiweißen zusammengefügt.

Elf dieser 20 Aminosäuren kann der Organismus selbst herstellen, neun kann er nur über die Nahrung aufnehmen. Damit Eiweiß richtig verwertet und aufgebaut werden kann, müssen alle diese Aminosäuren im richtigen Verhältnis vorhanden sein, sonst funktioniert der Proteinaufbau nur stockend.

Deshalb ist abwechslungsreiche Ernährung wichtig: Getreide- und Milchprodukte, Fleisch, Fisch und Eier enthalten alle wichtigen Aminosäuren in ausreichender Menge. Vegetarier können zusätzlich ihren Bedarf über Hülsenfrüchte und Nüsse decken.

Vitamine

Vitamine sind organische Substanzen, die der Körper für lebenswichtige Funktionen braucht. Von den Vitaminen werden nur sehr kleine Mengen benötigt, denn der Körper verbrennt sie nicht und baut sie auch nicht in die Zellen ein. Vielmehr halten Vitamine die Chemie im Körper aufrecht, indem sie viele Stoffwechselvorgänge regeln, zum Beispiel die Bildung von Hormonen, den Aufbau von Körpergewebe.

Sie unterstützen das Immunsystem und helfen bei der Entgiftung des Körpers.

Der Organismus kann Vitamine nicht oder nur in sehr geringem Maße selbst herstellen. Der Mensch muss sie daher über die Nahrung aufnehmen.

Manche Vitamine gelangen, in Wasser gelöst, über den Darm ins Blut: Das sind die wasserlöslichen Vitamine. Das Blut transportiert sie dorthin, wo sie gebraucht werden. Speichern kann der Körper sie jedoch kaum. Vitamine, die er nicht benötigt, scheidet er mit dem Urin aus.

Die wasserlöslichen Vitamine helfen bei der Umwandlung von Kohlenhydraten, Fetten und Eiweiß.

Vitamin C kräftigt das Bindegewebe.

Vitamin B1 (Thiamin) stärkt die Kondition.

Vitamin B2 (Riboflavin) gibt Energie.

Vitamin B3 (Niacin) stärkt Haut und Nerven.

Vitamin B5 (Pantothensäure) kurbelt den Stoffwechsel an.

Vitamin B6 (Pyridoxin) unterstützt das Immunsystem.

Vitamin B7 (Biotin) wird von Haut und Haaren gebraucht.

Vitamin B9 oder B 11 (Folsäure) ist wichtig für den Embryo und hilft, neues Blut zu bilden.

Vitamin B12 (Cobalamin) hilft beim Zellwachstum.

fettlösliche Vitamine hingegen mischen sich nicht mit Wasser. Sie benötigen Fett als Transportmedium, sonst kann der Körper sie nicht verwerten.

Vitamin A ist wichtig für die Augen.

Vitamin D festigt die Knochen.

Vitamin E schützt vor gewebeschädigenden Substanzen, sogenannten freien Radikalen,

Vitamin K ist beteiligt an der Blutgerinnung.

Vitamintabletten stellen keine wirkliche Alternative dar.

Vitamintabletten können sinnvoll sein, wenn anders nicht genügend dieser Substanzen aufgenommen werden können, etwa bei einer strengen Diät, einer Krankheit, nach einer Operation, oder auch in der Schwangerschaft.

Die künstlichen Vitamine bieten jedoch keinen angemessenen Ersatz für die natürlichen Stoffe. In Tablettenform gepresst, können Vitamine anders wirken als in der Frucht.

In ihr entfalten oder verstärken sie ihre Wirkung oft im Zusammenspiel mit den anderen Inhaltsstoffen.

Mineralstoffe

Mineralstoffe kann der Körper nicht selbst herstellen. Sie müssen ihm daher über die Nahrung oder über Getränke zugeführt werden. Sie haben sie nur einen verschwindend geringen Anteil an der Körpermasse, erfüllen aber lebensnotwendige Funktionen.

Zu den wichtigsten Mineralstoffen zählt das Kalzium, das Knochen und Zähne festigt. Natrium und Kalium regeln den Wasserhaushalt des Körpers und lassen die Muskeln arbeiten.

Magnesium aktiviert mehr als 300 Enzyme und steuert das Zusammenspiel von Nerven und Muskeln.

Doch nicht jeder Mineralstoff braucht der Körper in gleicher Menge. Von den sogenannten Mengenelementen wie etwa Natrium und Kalzium benötigt der Körper eine höhere Dosis: Beim Natrium sind es mindestens 500 Milligramm pro Tag, beim Kalzium sogar 800 bis 1.000 Milligramm.

Anders die Spurenelemente wie Eisen und Zink:

Davon braucht der Körper nur sehr geringe Mengen.

Einige Milligramm, zum Teil nur wenige Mikrogramm täglich, reichen aus.

Bausteine der Ernährung: Eiweiße

Eines gleich vorweg: Mit Eiweiß ist hier nicht das Weiße im Hühnerei gemeint – obwohl im Eiklar natürlich auch jede Menge Eiweiß, also Protein, steckt: Protein, umgangssprachlich als Eiweiß bezeichnet, ist Bestandteil vieler Nahrungsmittel und erfüllt obendrein in unserem Organismus eine Vielzahl wichtiger Aufgaben.

Proteine sind unter anderem für den Aufbau und Erhalt der Körperzellen verantwortlich.

Sie werden nicht nur zum Aufbau von Bindegewebe, Knochen, Knorpeln und Muskeln benötigt, auch zur Bildung von Blut, von Abwehrstoffen gegen Krankheiten sowie den körpereigenen Botenstoffen, den Hormonen, braucht unser Körper jeden Tag reichlich Eiweiß.

Eiweiß ist an allen wichtigen Stoffwechselvorgängen beteiligt.

Im Wesentlichen führen wir uns die lebensnotwendigen Proteine über das Essen zu – neben Kohlenhydraten und Fetten sind Eiweiße Hauptbestandteile unserer Nahrung.

Wertvolle Aminosäuren

Das, was unser Organismus vom Eiweiß eigentlich benötigt, sind seine Einzelbestandteile, die Aminosäuren. Sie werden unterteilt in jene, die der Körper selbst herstellen kann (= nicht essenzielle Aminosäuren) und jene, die ausschließlich über die Nahrung aufgenommen werden (= essenzielle Aminosäuren).

Im menschlichen Organismus kommen 20 verschiedene Aminosäuren vor, acht davon werden ausschließlich über die Nahrung zugeführt.

Damit das Protein, also der Gesamteiweißkörper, im Körper aufgenommen werden kann, muss es in die einzelnen Aminosäuren zerlegt werden. Je nach

Bedarf werden die Aminosäuren dann im Körper wieder neu zusammengesetzt.

Neuer Bauplan

Der Grund dafür: In der Nahrung sind die Proteine anders zusammengesetzt als im menschlichen Körper. Entsprechend gilt ein Protein als umso hochwertiger, je mehr seine Struktur jener im menschlichen Körper ähnelt, weil der Organismus das Eiweiß entsprechend besser verwerten kann.

Aufgrund seiner „biologischen Wertigkeit" wird tierisches Eiweiß, das in seiner Zusammensetzung der Eiweißstruktur im menschlichen Körper näher ist, vielfach als wertvoller eingestuft als pflanzliches Eiweiß.

Doch auch bei fleischloser Kost lässt sich der Eiweißbedarf problemlos decken.

Getreide, Sojaprodukte, Kartoffeln, Hülsenfrüchte und Nüsse sind äußerst proteinreich – und haben weitere Vorzüge.

Wer seinen Eiweißbedarf aus pflanzlichen Eiweißquellen deckt, nimmt z.B. in aller Regel weniger Fett auf und führt sich – sozusagen als Nebeneffekt - auch noch alle Vitamine und sekundären Pflanzenstoffe zu, die wir für unsere Gesundheit brauchen.

Gut kombiniert

Zusätzlich sorgt die richtige Kombination verschiedener Eiweißquellen für eine besonders gute Verwertbarkeit von Protein. Werden bestimmte Lebensmittel miteinander kombiniert, kann das Eiweiß vom Körper optimal verwertet werden.

Man kann die biologische Wertigkeit beispielsweise erhöhen, indem man pflanzliches Eiweiß mit Milchprodukten kombiniert. Eine sehr hochwertige Kombination sind etwa Kartoffeln mit Rahm oder Joghurt.

Auch wer Linsensuppe mit Brot isst oder Hirse mit Sojaprodukten kombiniert, erzielt damit eine sehr gute Verwertbarkeit. Das Mischen verschiedener Eiweiße nützt demnach der Gesundheit und ist nicht – wie oft angenommen – schädlich.

Eiweißüberschuss

Im Gegensatz zu den pflanzlichen enthalten die tierischen Eiweißquellen oft viel Fett und Cholesterin – entsprechend führt ein Zuviel an Fleisch, fettem Fisch etc. zu gesundheitlichen Problemen.

Eine Eiweißüberschusserkrankung ist z.B. ein Zuviel an Harnsäure im Blut, die Gicht. Früher war sie auch als „Krankheit der Könige" bekannt, da sich nur wohlhabende Menschen Fleisch leisten konnten.

Eiweißmangel

Eiweißmangelkrankheiten kommen vorwiegend in den Hungergebieten in Entwicklungsländern vor. Wenn zuwenig Eiweiß im Blut ist, sinkt der Druck im Blut, der die Flüssigkeit hält, und das Wasser kann in das Gewebe oder in den Bauch austreten.

In unseren Breiten tritt die Eiweißmangelerkrankung vorwiegend in Krankheitsfällen, etwa in Folge eines Tumors, auf; sie äußert sich in Form von Ödembildungen in Beinen und Bauch.

Bausteine der Ernährung: Kohlenhydrate

Was haben Ballaststoffe, Stärke und alle Arten von Zucker gemeinsam? Richtig: Sie zählen zur wohl vielseitigsten Nährstoffgruppe – den Kohlenhydraten.

Kohlenhydrate sind in vielen Nahrungsmitteln – von Obst, Gemüse über Milchprodukte bis hin zu Kartoffeln, Getreide und Hülsenfrüchten –

enthalten.

Kohlenhydrate dienen dem Körper vor allem als Energielieferanten sowie als Energiespeicher und helfen, den Stoffwechsel, den Wasser- und Elektrolythaushalt aufrecht zu erhalten.

Einfach bis komplex

Je nachdem, aus wie vielen Zuckermolekülen (Sacchariden) sich Kohlenhydrate zusammensetzen, unterteilt man sie in Einfachzucker (Monosaccharide), Zweifachzucker (Disaccharide) und Vielfachzucker (Polysaccharide).

Zu den Einfachzuckern zählen der Traubenzucker (=Glukose, in Obst enthalten), der Fruchtzucker (=Fruktose, in Obst) und Galaktose, ein Bestandteil des Milchzuckers. Zu den Zweifachzuckern gehören der Malzzucker (=Maltose, in Gerste, Bier), der Milchzucker (=Laktose, in Milch, Milchprodukten) und raffinierter Zucker (=Saccharose, in Zuckerrohr und -rübe).

Vielfachzucker, auch komplexe Kohlenhydrate genannt, werden in verwertbare (Stärke) und nicht verwertbare (Ballaststoffe) Kohlenhydrate unterschieden. Stärke ist beispielsweise in Getreide, Kartoffeln, Gemüse und Hülsenfrüchten enthalten. Ballaststoffe wie Zellulose und Pektin kommen reichlich in Vollkorngetreide, Gemüse, Hülsenfrüchten und Obst vor und haben eine verdauungsfördernde Funktion.

Energiequellen

Kohlenhydrat ist also nicht gleich Kohlenhydrat – und wird vom Organismus jeweils unterschiedlich „verarbeitet". Einfachzucker werden über den Darm schnell ins Blut aufgenommen und stehen dem Organismus rasch als Energie zur Verfügung – der Blutzuckerspiegel steigt schnell an, sinkt aber in kurzer Zeit wieder ab.

Das Gehirn, das nur rund zwei Prozent des Körpergewichts ausmacht, verbraucht rund 25 Prozent der Glukose, die dem Körper im

Ruhezustand zur Verfügung steht.

Zweifachzucker müssen erst in Einfachzucker gespalten werden und komplexe Kohlenhydrate werden überhaupt erst nach und nach zu Einfachzuckern abgebaut, bevor sie langsam ins Blut gelangen. So lässt sich erklären, warum etwa Vollkorn – das reich an Vielfachzuckern ist – den Blutzuckerspiegel länger konstant hält und entsprechend länger sättigt.

Mehr Vielfachzucker

Wegen ihrer günstigen Wirkung auf den (Zucker-)Stoffwechsel sollte sich der Hauptanteil an Kohlenhydraten aus Vielfachzuckern zusammensetzen. Eine Ernährungsweise, die auf komplexen Kohlenhydraten mit reichlich Obst und Gemüse aufbaut, hat eine schützende und vorbeugende Wirkung.

Wenn man sich an die empfohlenen Mengen hält, muss man auch nicht fürchten, dass Nudeln oder Brot dick machen; oft ist ein üppiger Belag für den hohen Kaloriengehalt des Pausenbrotes verantwortlich.

Richtige Zubereitung

Wie sich die jeweilige Kohlenhydratquelle auf den Blutzuckerspiegel auswirkt, zeigt der so genannte glykämische Index an: Je höher der Wert, desto schneller steigt der Blutzuckerspiegel an.

Der Wert variiert nicht nur nach Lebensmittel, sondern hängt auch von der Zubereitung desselben ab. Ein Beispiel: Bei Kartoffeln macht es einen großen Unterschied, ob man sie frittiert, dünstet oder im Backofen zubereitet.

Aufgrund der unterschiedlichen Zubereitungsart kann die glykämische Belastung bei 50 Punkten beim Kochen und bei 80 Punkten beim Frittieren liegen.

Bausteine der Ernährung: Fette

Mittags ein deftiger Schweinsbraten, zum Nachmittagskaffee eine Cremeschnitte und abends Würstchen mit Pommes: Fette Speisen gelten für viele immer noch als besonders schmackhafte, wenn auch nicht unbedingt gesunde Kost. Doch wie schädlich ist Fett wirklich? Und wie viel und welches Fett ist für unseren Organismus sogar lebensnotwendig?

Feststeht: Obwohl fetthaltige und reiche Nahrungsmittel hierzulande viel zu oft kredenzt werden, haben Fette (und Öle) auf dem Speisezettel dennoch ihre Berechtigung, denn sie erfüllen im Organismus doch wichtige Aufgaben.

Sie sind Energielieferanten, sie bilden unter der Haut eine Isolierschicht gegen Kälte und lösen fettlösliche Stoffe wie Vitamin A.

Aus Fetten entstehen weitere wichtige Bestandteile des Nervensystems und des Gehirns. Cholesterin als Fettbestandteil ist außerdem die Basissubstanz, aus der Geschlechtshormone und andere wichtige

Hormone hergestellt werden.

Entsprechend problematisch kann sich ein Fettmangel auswirken.

Der Entzug bestimmter Fette, beispielsweise von ungesättigten Fettsäuren, kann bei Kindern und Erwachsenen zu schweren komplexen Mangelerscheinungen führen. Sie äußern sich etwa in Störungen verschiedener Stoffwechselprozesse.

Wie viel Fett?

Erwiesenermaßen ist in unseren Breiten ein Übermaß an Fett viel häufiger als ein Mangel. Mit rund neun Kilokalorien pro Gramm liefert Fett rund doppelt so viel Energie wie Proteine oder Kohlenhydrate.

Von der Gesamtenergiemenge, die man täglich zu sich nimmt, sollte der Fettanteil nie mehr als 30 bis 35 Prozent ausmachen.

Überflüssiges Fett, das der Körper nicht mehr als Energie verwerten kann, wird als Depotfett gespeichert – Übergewicht und erhöhte Blutfettwerte sind die Folge.

Welches Fett?

Doch nicht nur die „Dosis macht das Gift", auch die Art des Fetts spielt für die Gesundheit eine entscheidende Rolle.

Chemisch betrachtet bestehen alle Fette aus Triglyzeriden – die sich wiederum aus Glyzerin und drei Fettsäuren zusammensetzen –, aus Cholesterin und Vitaminen.

Fettsäuren werden in gesättigte, einfach ungesättigte (z. B. Omega-9-Fettsäuren u. a. in Olivenöl) und mehrfach ungesättigte Fettsäuren unterteilt.

Da gesättigte Fettsäuren – wie sie in Fleisch, Butter und anderen Milchprodukten vorkommen – die Entstehung von Arteriosklerose begünstigen, sollte man sie äußerst sparsam einsetzen.

Stattdessen sollte man eher ungesättigte

Fettsäuren zu sich nehmen, wie sie in Meeresfisch und vielen Pflanzenölen enthalten sind.

Sie werden nochmals in nicht essenzielle und essenzielle Fettsäuren unterteilt. Letztere können vom menschlichen Körper nicht selbst hergestellt werden und müssen über die Nahrung aufgenommen werden.

Zu den wichtigsten essenziellen Fettsäuren zählen Omega-3- und Omega-6-Fettsäuren.
Omega-3-Fettsäuren wirken sich günstig auf Bluthochdruck und Blutfettwerte aus und sind reichlich in Meeresfischen wie Hering, Makrele und Lachs, in Raps- oder Leinöl enthalten.

Omega-6-Fettsäuren, die sich günstig auf Immunsystem und Cholesterinspiegel auswirken, sind z. B. in Maiskeim- oder Sonnenblumenöl enthalten. Über die Nahrungsaufnahme sollte eine gute Mischung dieser Fettsäuren erzielt werden. Vielfach wird empfohlen, ein Verhältnis von maximal 5 : 1 (Omega-6 zu Omega-3-Fettsäuren) anzustreben.

Gefährliche Fettsäuren

Eine besondere Gefahr für die Gesundheit stellen die Transfettsäuren dar. Sie entstehen bei der Fetthärtung und sind u. a. in Chips, Pommes, Burgern, oder auch in Backwaren wie Croissants reichlich enthalten.

Der Effekt ist ein erhöhter Cholesterinspiegel. Mit dem Anstieg des „schlechten" LDL-Cholesterins steigt das Risiko für eine koronare Herzkrankheit wie Arteriosklerose oder Herzinfarkt.

Das für die Gesundheit gefährlichste Fett überhaupt ist – wie man erst vor kurzem herausfand – Oxycholesterin; es ist z. B. in Mayonnaise, Speiseeis oder Schokoriegeln enthalten.

Oxycholesterin wird besonders leicht in die Arterienwand eingelagert und fördert die Entwicklung von Arteriosklerose. Der sorgsame Umgang mit diesen Fettsäuren lege ich Dir besonders ans Herz.

Denn große Studien zeigen, dass bereits ein Transfett-Anteil von nur zwei Prozent der aufgenommenen Tagesenergie reicht, um das Risiko für eine tödliche Herz-Kreislauferkrankung zu verdoppeln und das Diabetes-Risiko um 36 Prozent zu steigern.

Das große „Fettessen"

Dass fettreiche Kost den meisten trotzdem (allzu) gut schmeckt, liegt nicht nur daran, dass Fett ein Geschmacksträger ist. Dass wir lieber zu deftiger als leichter Kost greifen, lässt sich auch evolutionsgeschichtlich erklären:

Je mehr Kalorien die Nahrung enthält, desto eher sichert sie bei Hunger das Überleben. Außerdem war das Leben bis in die jüngste Geschichte des Menschen hart, körperlich anstrengend und entbehrungsreich. Das große ‚Fettessen' ist eine Sitte, die sich vor allem nach dem Krieg entwickelt hat und auf die ungünstige Ernährungslage davor logisch folgte.

Eine gesunde Ernährung und der bewusste Umgang mit Fett ist wie so oft eine Frage der Gewohnheit.

Warum Du auf Wunderpillen nicht hereinfallen darfst

Es könnte so schön sein...

Ich nehme einfach jeden Tag eine Pille, die automatisch dafür sorgt, dass mein Fett auf wundersame Weise dahinschmilzt.

Obwohl Du und ich genau wissen, wie Abnehmen funktioniert – nämlich einfach weniger essen und mehr bewegen, war auch ich lange auf der Suche nach dem einen Wundermittel.

Die neuste Wunderwaffe der Forschung, die es mir ermöglicht, auf nichts zu verzichten und trotzdem ein Sixpack zu haben.

Gerade in der heutigen Zeit, will jeder alles sofort und ohne großen Aufwand haben.

Genau das macht sich die Diät Industrie zunutze.

Wir sind einfach sehr anfällig für die Versprechungen der Diät Industrie – obwohl wir im Grunde wissen, dass es nicht funktionieren kann.

Es gibt ihn nicht, diesen einen „seltsamen Trick", mit dem Du über Nacht 2 Kilo abnehmen kannst, oder diese eine Wunderpille, die Deinen Körper quasi dazu zwingt Dein „Fett zu schmelzen wie Butter in der Sonne".

Aber weißt Du was?

Meine persönliche Entdeckung der Einfachheit des Abnehmens, mein heiliger Gral des Schlankseins – nämlich die Genialität des Kalorienzählens, kommt der Wirkung einer Wunderpille verdammt nahe.

100% schafft kein Mensch

Quäl Dich nicht mit unrealistischen Vorsätzen, die dafür sorgen, dass Du frustriert durch die Gegend läufst, weil Du mal wieder schwach geworden bist.

Aus meinem Berufsleben kenne ich die 80/20 Regel, die ganz frei ausgelegt besagt, dass 80% der Ergebnisse mit 20% des Aufwandes erzielt werden.

Auch bekannt als das Pareto Prinzip.

Auf Deine Ernährungsumstellung angewendet, kannst Du diese Regel auch einmal anders anwenden.

Nämlich, dass es völlig ok ist, wenn Du es schaffst nur 80% Deiner Vorsätze, auch umzusetzen.

Wenn also z.B. 80% Deiner Ernährung aus unbehandelten, frischen und gesunden Lebensmitteln besteht, dann dürfen die restlichen 20% ruhig aus ungesundem Junkfood bestehen und es ist völlig ok.

Manchmal ist es einfach wichtig, in die Schokoladentafel zu beißen, um wieder ins seelische Gleichgewicht zu kommen.

Denk daran, immer wenn Du Dir etwas verbietest,

wird Dein Heißhunger genau auf dieses Verbot immer größer und kein Mensch hält das ewig durch.

Es gibt verschiedene Ansätze, wie Du Deine 20% Sünden in Deine Nahrungsaufnahme einbauen kannst.

Vielleicht hast Du schon mal von dem sogenannten „Cheat Day" gehört. Bei dieser Variante hältst Du Dich 6 Tage die Woche strikt an Deine Ernährungsgrundsätze und einen Tag in der Woche kannst Du essen, was Du willst.

Die Methode funktioniert, wenn Du es schaffst, an den anderen 6 Tagen auf die ganzen Schweinereien zu verzichten.

Mein Favorit ist aber auch hier wieder:

Wenn Du Schokolade brauchst, dann bau sie in Dein tägliches Kalorienzählen ein.

Dann verbrate eben 20% Deiner Kalorien jeden Tag mit Süßigkeiten. Kein Problem.

Auf Dauer solltest Du nur nicht Deine kompletten Kalorien mit Schokolade, Gummibärchen, Pizza und Eis verbraten.

Du weißt ja, auch wenn unser Körper nach den leckeren Kalorienbomben lechzt, ist das Zeug verdammt ungesund.

Nur, wenn Du Deinen Körper über Jahre auf den Süßkram konditioniert hast, kannst Du nicht innerhalb eines Monats komplett damit aufhören.

Deshalb geh es langsam und bewusst an.

Und dafür ist die neu interpretierte 80/20 Regel ein tolles Instrument.

Was ist noch besser als schlank zu sein?

Schlank + Durchtrainiert!

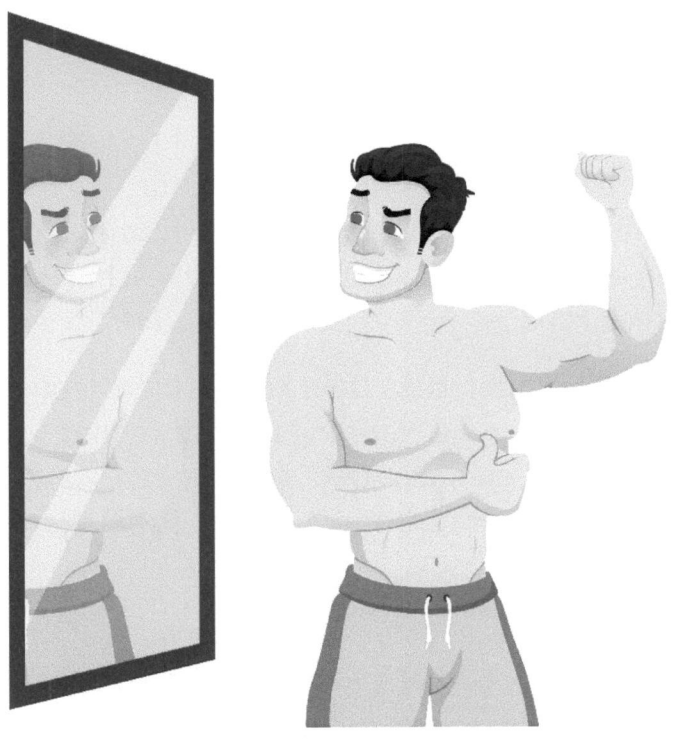

Dein Körper 2.0 – nach dem Abnehmen willst Du auch athletisch werden

Die bewusste Ernährung trägt beim Abnehmprozess definitiv die meiste Verantwortung.

Die richtige Verwendung von Lebensmitteln ist zusätzlich ungemein wichtig, um den Stoffwechsel zu unterstützen.

Auch das der einzige (normale) Grund für Abnehmen darin liegt, weniger Kalorien zu Dir zu nehmen, als Du verbrauchst, ist Dir inzwischen hoffentlich klar.

Denn dies bedeutet, dass Dein Körper die Energie, die ihm nicht über die Nahrung zugeführt wird, selbst bereitstellen muss. Dadurch löst er Fettreserven auf, um sie anschließend in Kalorien zu verwandeln.

Am Anfang ist völlig ausreichend, Dich nur auf Dein Kaloriendefizit zu konzentrieren, es kommt aber nach den ersten Erfolgen definitiv irgendwann der Punkt, an dem es auch wichtig wird, was Du isst.

Zu einer ausgewogenen Ernährung gehören frische, vitaminreiche Lebensmittel, aber auch Ballaststoffe für einen aktiven Stoffwechsel, sowie Proteine, die einen optimalen Muskelaufbau gewährleisten.

Dein Stoffwechsel und damit verbunden Dein Grundumsatz, ist ein wichtiger Faktor beim Abnehmen. Verschiedene Faktoren, unter anderem Sport, können ihn positiv beeinflussen und schneller arbeiten lassen.

Genügend Schlaf beispielsweise verhilft Deinem Stoffwechsel zu Höchstleistungen. Denn in der Nacht hat Dein Körper genug Zeit zur Ruhe zu kommen, um am nächsten Tag seine Funktionen wieder vollständig aufzunehmen.

Wenn Du müde bist, arbeitet auch Dein Stoffwechsel langsamer, da Dein Organismus die Energie anderweitig verwendet.

Vermeide Stress, denn durch diesen werden ebenfalls wichtige, körperliche Funktionen in den Hintergrund gerückt.

Das Stresslevel steht im Vordergrund, was sich durch die Vernachlässigung verschiedener Teilbereiche, wie der Verdauung zeigt.

Trinke genug. Mindestens zwei Liter am Tag unterstützen Deinen Abnehmprozess. Denn die Flüssigkeit befördert Giftstoffe aus Deinen Organen und unterstützt die Verdauung.

Welcher Sport hilft beim Abnehmen?

Inzwischen dürfte Dir klar sein, dass sportliche Aktivitäten Energie benötigen, dadurch bekommst Du quasi Zusatzpunkte in Deiner Energiebilanz.

Isst Du an zwei Tagen genau das Gleiche, machst aber an einem der beiden Tage Sport, dann ist Deine Kalorienbilanz am Sporttag genau um die Kalorien besser, die Du dabei verbrannt hast.

Logisch, oder?

Jetzt kommt noch der Zusatzeffekt von Sport, der das Ganze noch interessanter macht:

Sport hilft Dir dabei, athletischer und durchtrainierter zu werden. Sport hilft Dir also beim Abnehmen dabei, auch noch sexy auszusehen.

Also hol ihn Dir, Deinen Körper 2.0!

Kalorien verbrennen durch Ausdauersport

Nach einer ausgiebigen Joggingrunde fühlst Du Dich wahrscheinlich müde und ausgelaugt, aber trotzdem gut.

Denn beim Sport werden reichlich Endorphine, also Glückshormone freigesetzt. Diese tragen dazu, dass Du während des Sports motiviert bleibst.

Beim Ausdauertraining werden auch einige Kalorien verbrannt, da der Körper die Energie für die Bewegung braucht.

So verbrauchst Du bei 30 Min. mittelschnellem Joggen 300 bis 400 Kalorien.

Natürlich kannst Du auch mit anderen Sportarten, wie zum Beispiel Radfahren, Schwimmen oder Seilspringen Fett verbrennen und Dich fit halten sowie deine Kondition auf Vordermann bringen.

Soweit so gut und auch eine einfache Rechnung.

Kalorien werden direkt beim Sport verbrannt.

Es gibt aber auch einen anderen Weg:

Deinen Stoffwechsel durch Krafttraining beeinflussen

Das Trainieren mit Gewichten verbraucht im direkten Vergleich aktiv nicht so viele Kalorien, wie es beim Ausdauersport der Fall ist.

Aber Achtung: Krafttraining fördert Deinen Muskelaufbau und formt Deinen Körper.

Du wirst nach einigen Wochen bestimmt noch kein Sixpack haben, aber jede Muskelmasse, die Du verzeichnen kannst, hilft Dir dabei, Deinen Grundumsatz indirekt zu erhöhen.

Der Grundumsatz ist das, was Du im Ruhezustand an Kalorien verbrennst.

Und jetzt kommt´s: Dieser erhöht sich proportional mit der Muskelmasse, die Du vorweisen kannst.

Denn Muskeln benötigen Energie und je mehr Muskeln Du hast, desto mehr Energie brauchst Du dafür.

Dies bedeutet, dass Deine Muskeln ständig Fett verbrennen. Auch wenn Du gerade nichts tust.

Also bau sie Dir auf, Deine eigenen kleinen Fettverbrennungsöfen.

Warum ich so auf Krafttraining abfahre

Ab einem gewissen Alter geht es nicht mehr nur um Muskelaufbau, sondern auch darum Muskelschwund vorzubeugen.

Ab ca. 40 Jahren beginnen wir nämlich Muskelmasse abzubauen. Dadurch verringert sich der Grundumsatz weiter.

Um dem entgegenzuwirken hilft aktives Krafttraining.

Frauen haben hierbei meist Angst, zu schnell zu viel Muskelmasse aufzubauen und dadurch eher maskulin auszusehen.

Keine Sorge, das geht nicht so schnell.

Wenn Du Dich als Frau nicht mit Hormonen vollpumpst und nicht Deine gesamte Freizeit im Studio verbringst, ist die Gefahr verschwindend gering, dass Du zu einem weiblichen Schwarzenegger mutierst.

Krafttraining ist also eine coole Sache, denn

> Du baust Kraft und Stärke auf.

> Dein gesamter Körper wird geformt und definiert. Verschiedene Partien stechen mehr hervor, wenn Du sie aktiv trainierst. Du kannst außerdem "Problemzonen" explizit trainieren, um hier mehr Muskeln aufzubauen. Dadurch wird das Ansetzten von neuen Pfunden schwieriger.

> Du erhöhst deine Knochendichte und beugst somit Osteoporose vor.

> Durch das Gewichtheben verringerst du Deine allgemeine Verletzungsgefahr und schützt Dich vor klassischen Volkskrankheiten, wie beispielsweise Rückenschmerzen.

> Muskeln brauchen Blutzucker und speichern diesen. Das bedeutet, dass Du durch eine hohe Muskelmasse einen geringen Blutzucker hast. Aufgrund dieser These verringert sich das Risiko für Diabetes.

Wie sieht ein perfekter Trainingsplan aus?

Beim Gewichte stemmen bietet es sich vor allem an, die großen Muskelgruppen, wie den Bauch, den Rücken, die Beine und bei Männern die Arme & die Brust sowie bei Frauen den Po zu trainieren.

Übungen, mit denen Du den ganzen Körper trainierst, sind die Besten.

Um Muskeln aufzubauen und ernsthaft etwas für Dein athletischeres Aussehen zu tun, solltest Du schon dreimal pro Woche etwas tun.

Das coole ist, mit den richtigen Übungen reichen da nur ca. 30 Minuten Training.

Du musst nicht jeden Tag ins Fitnessstudio zu gehen, es kommt vielmehr auf die Qualität Deines Trainings an. Ein Tag Pause zwischen den Trainingseinheiten ist optimal.

Denn Muskeln wachsen nur in den Sportpausen. Bei Anfängern (bis ca. 6 Monate nach Beginn) eignet sich wie gesagt ein Ganzkörpertraining mit Grundübungen (Kreuzheben, Rudern, Bankdrücken, Schulterpresse und Kniebeugen) am besten.

Fortgeschrittene können auch mal ein Splittraining versuchen. Hierbei wird an einem Tag nur eine bestimmte Muskelgruppe trainiert und der Fokus dadurch besonders auf bestimmte Übungen gelegt, die anspruchsvoller sein können.

Um beim Krafttraining erfolgreich zu sein, musst Du unbedingt ein Trainingstagebuch führen, in das Du die verwendeten Gewichte bei den jeweiligen Übungen einträgst.

Das Ziel ist, dass Du die Gewichte im Laufe der Zeit immer steigerst und Du so immer kräftiger wirst.

Ein witziger Nebeneffekt beim stärker werden, ist nämlich, dass Deine Muskeln wachsen. Wenn Du nie neue Anreize setzt und immer mit den gleichen Gewichten trainierst, gibt es für Deine Muskeln auch keinen Grund größer zu werden.

Ich persönlich trainiere im Fitnessstudio tatsächlich immer nur ca. 30 Minuten. Es spricht natürlich nichts dagegen, auch länger zu trainieren, wenn es Dir Spaß macht.

Nur die Dauer des Trainings macht es aber nicht unbedingt effektiver.

Studien belegen z.B., dass Trainingseinheiten über 60 Minuten unseren Körper dazu anregen, katabole Hormone auszuschütten. Diese hemmen teilweise sogar den Aufbau von Muskeln.

Wie Du trainierst, ob mit Maschinen, Hanteln oder auch ganz ohne Fitnessstudio, ist erstmal nicht so wichtig. Wichtig für ein effektives Training ist, dass Du Deinen Muskeln genug Reize setzt.

In meinem online Programm abnehmchallenge.de stelle ich z.B. Fitness Videos zur Verfügung, mit denen Du alles ganz ohne Fitnessstudio, zu Hause durchziehen kannst.

Genauso mein spezielles Fitnessprogramm für Männer bodyathletic.de, bei dem nur mit Dingen trainiert wird, die jeder zu Hause hat.

Ich selbst gehe tatsächlich inzwischen gerne ins Fitnessstudio. Das hat für mich teilweise schon etwas Meditatives.

Bei meinen Übungen im Fitnessstudio trainiere ich inzwischen mit 5x5 Sätzen. D.h. ich wähle das Gewicht so aus, dass ich gerade so 5 Wiederholungen schaffe, und mache das Ganze 5x.

Das Wichtigste ist jedoch die Progression, das heißt die permanente Steigerung der Gewichte.

Wenn ich also merke, dass ich mehr als 5 Wiederholungen schaffe, dann erhöhe ich die Gewichte. Denn nur das setzt den Muskeln neue Reize und bringt sie dazu, sich weiter zu formen.

Die Pausen zwischen den Sätzen betragen übrigens bei mir nur maximal 1-2 Minuten.

Da ich meistens pro Trainingseinheit ca. 6 verschiedene Übungen durchziehe, bin ich nach rund 30 Minuten fertig und fühle mich danach wie Hulk.

Mein Trainingsplan
(Vor allem auch für Neulinge geeignet):

Ich wechsle beide Trainingspläne immer ab und idealerweise lässt Du zwischen beiden Tagen 1-2 Tage Pause, damit sich die Muskeln erholen können.

Für beide Tagesprogramme brauche ich je ca. 30 Minuten.

Notiere Dir unbedingt immer die verwendeten Gewichte und versuche Dich ständig zu steigern. Du hast das richtige Gewicht, wenn Du die letzte Wiederholung im letzten Satz nicht mehr komplett schaffst.

Wenn Du auch den letzten Satz locker durchziehen kannst, dann musst Du spätestens das Gewicht erhöhen.

Denk daran: Ohne Kraftsteigerung kein Muskelzuwachs. Muskeln sind das Nebenprodukt von mehr Kraft.

Trotzdem ist es wichtig, dass Du die Übungen noch sauber ausführen kannst.
Übertreibe es nicht mit den Gewichten.

Eine saubere Ausführung ist wichtiger, als mit aller Gewalt hohe Gewichte zu stemmen. Wenn Du merkst, dass Du die Übung nicht sauber ausführen kannst, nimm weniger Gewicht.

Tag 1

Übung 1: Beinpresse (5 x 5 Wdh.)

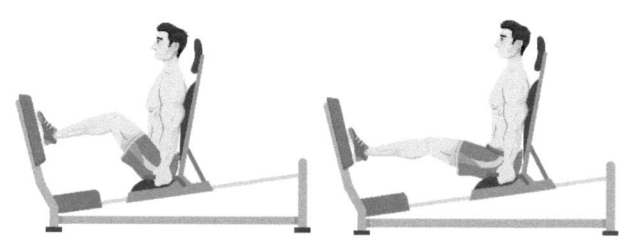

Übung 2: Bankdrücken (5 x 5 Wdh.)

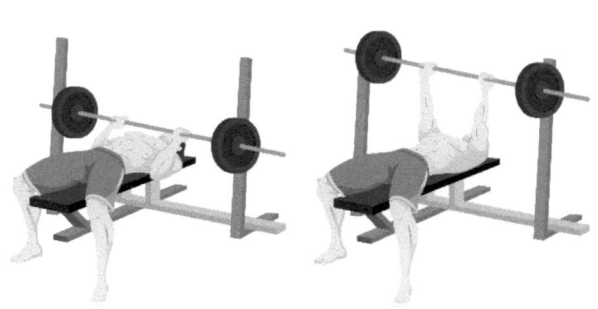

Übung 3: Kabelrudern im Sitzen (5 x 5 Wdh.)

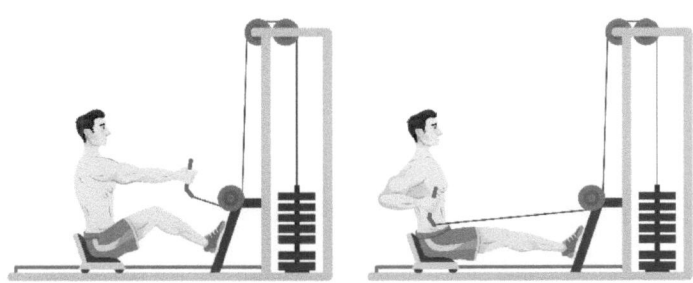

Übung 4: Kurzhantel Überkopfdrücken (3 x 8-10 Wdh.)

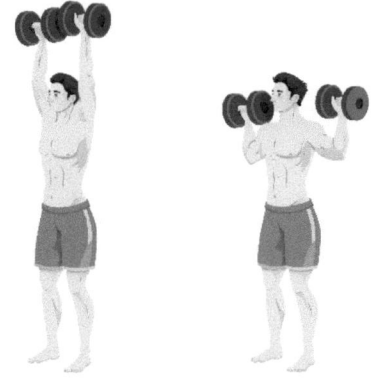

Übung 5: Bizeps Kurhantel Curls (3 x 8-10 Wdh.)

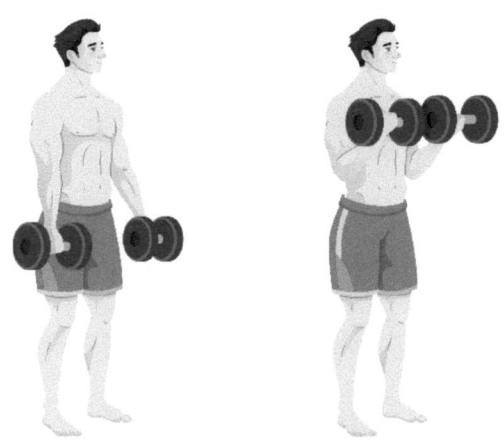

Übung 6: Liegestütz mit enger Handstellung (3 x 10-20 Wdh.)

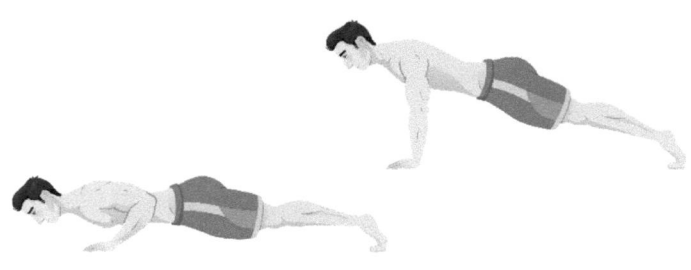

Tag 2

Übung 1: Kniebeugen mit Gewicht (5 x 5 Wdh.)

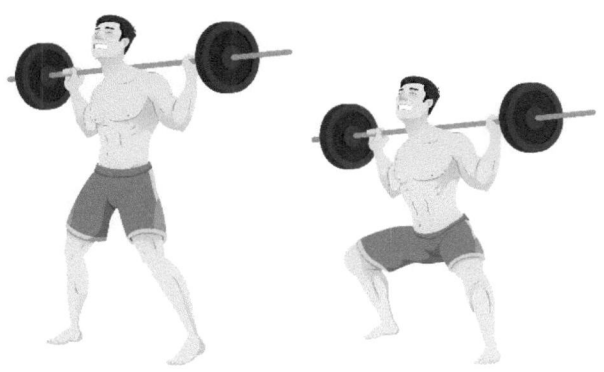

Übung 2: Klimmzüge (3 x 6-10 Wdh.)

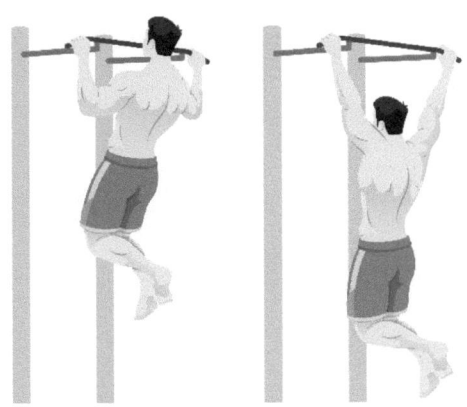

Übung 3: Kurzhantel Fly (3 x 8-10 Wdh.)

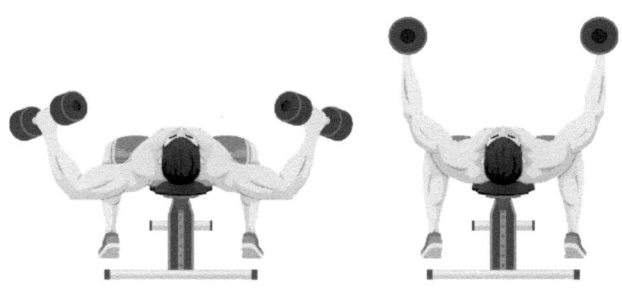

Übung 4: Rumänisches Kreuzheben mit Kurhantel (5 x 5 Wdh.)

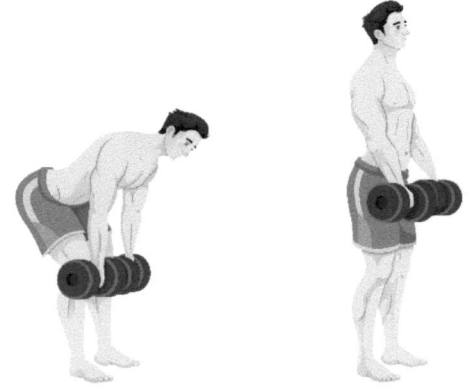

Übung 5: Bizeps Curl mit SZ Stange (5 x 5 Wdh.)

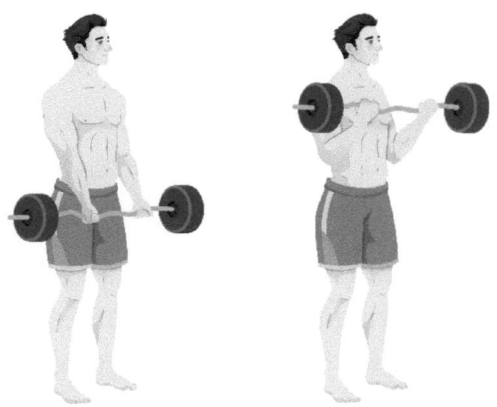

Übung 6: Kurzhantel Seitheben (3 x 8-10 Wdh.)

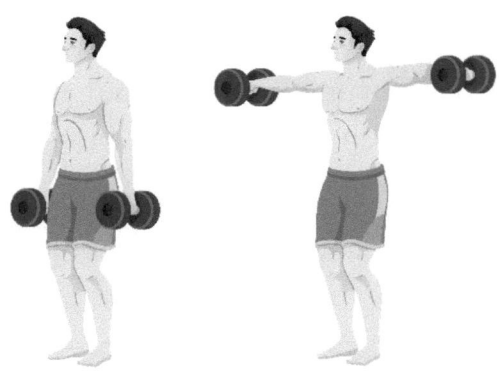

Modifizierter Trainingsplan für Frauen

Generell ist alles in diesem Buch für alle Geschlechter geeignet (m/w/d).

Tatsächlich ist es aber gerade bei den Fitness Übungen so, dass die eine oder andere Übung Frauen schwerer fällt als Männern.

Deswegen hier ein alternativer Trainingsplan auch mit Ganzkörperübungen, aufgeteilt auf 2 Trainingstage, die auch im Wechsel durchgeführt werden sollten.

Es gelten die gleichen Grundsätze und auch hier dauert eine Trainingseinheit ca. 30 Minuten und idealerweise solltest Du immer 1-2 Tage pausieren, damit Deine Muskeln wachsen können.

Achte bei der Ausführung immer darauf, nur so viel Gewicht zu verwenden, dass Du die Übungen noch sauber ausführen kannst.

Im Zweifel verwende lieber etwas weniger Gewicht.

Tag 1:

Übung 1: Kabelzug (5 x 5 Wdh.)

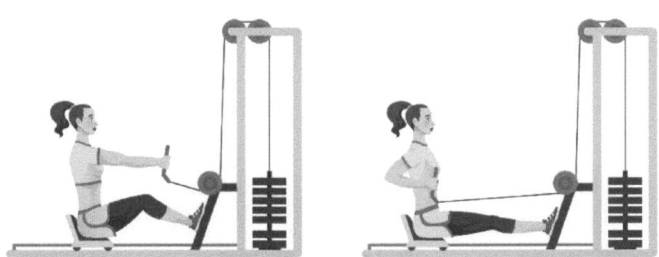

Übung 2: Kurzhantel über Kopf (3 x 8 Wdh.)

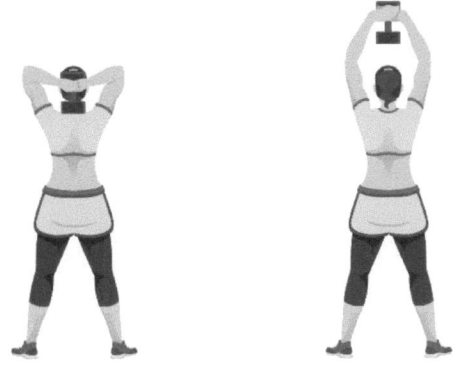

Übung 3: Rumänisches Kreuzheben mit KH (5 x 5 Wdh.)

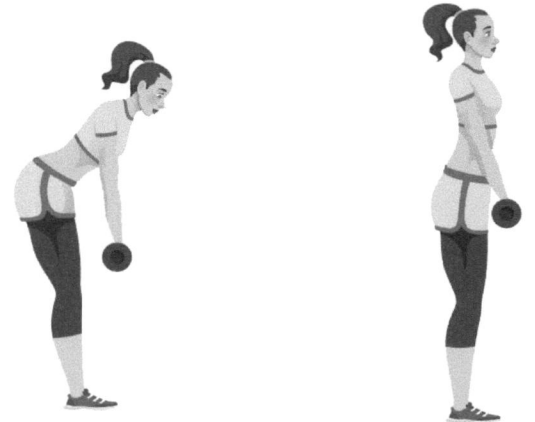

Übung 4: Latziehen zum Nacken (5 x 5 Wdh.)

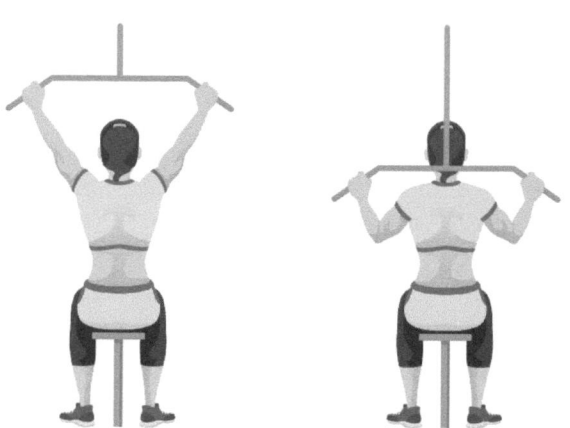

Übung 5: Kurzhantel Seitheben (5 x 5 Wdh.)

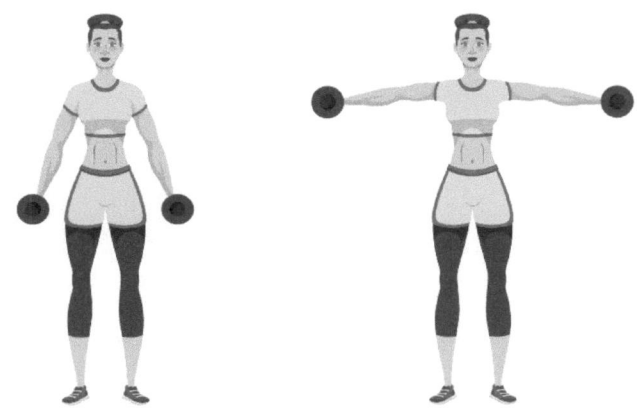

Übung 6: Hip Thrusts mit Kurzhanteln (3 x 8-10 Wdh.)

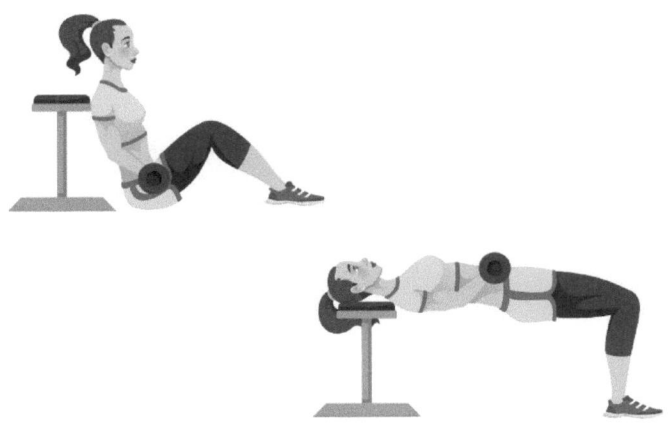

Tag 2:

Übung 1: Butterfly (3 x 8-10 Wdh.)

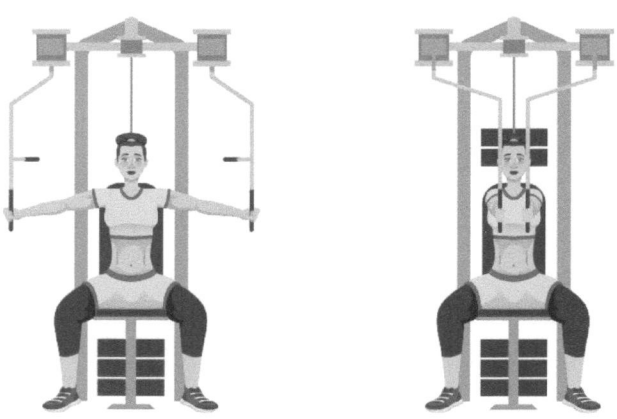

Übung 2: Fliegend Rückwärts mit Kurzhanteln (5 x 5 Wdh.)

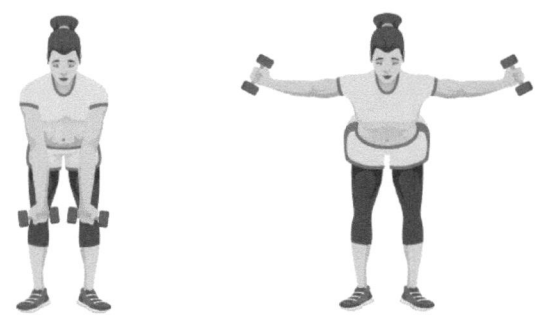

Übung 3: Plank (3 x 10 Wdh. Jeder Fuß)

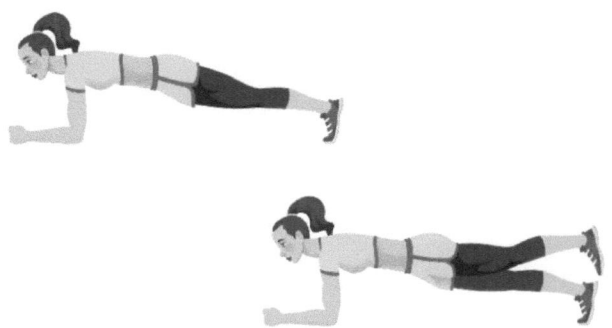

Übung 4: Latziehen zur Brust (5 x 5 Wdh.)

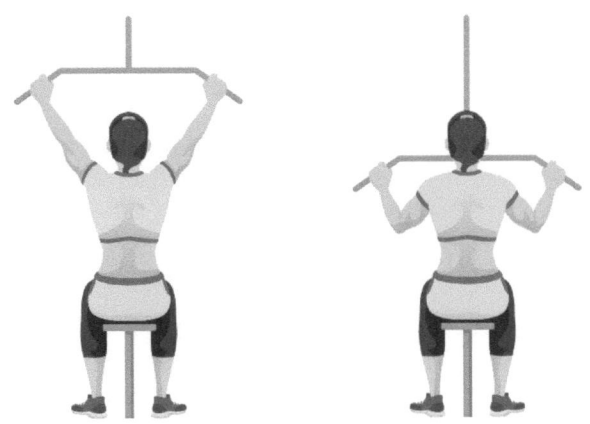

Übung 5: Lunges inkl. Bizeps Curl (3 x 8-10 Wdh.)

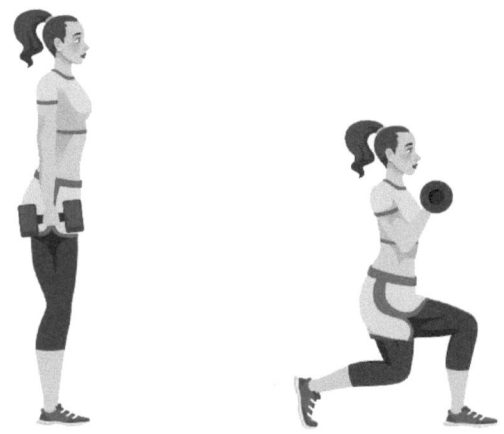

Übung 6: Kettlebell Swing (3 x 8-10 Wdh.)

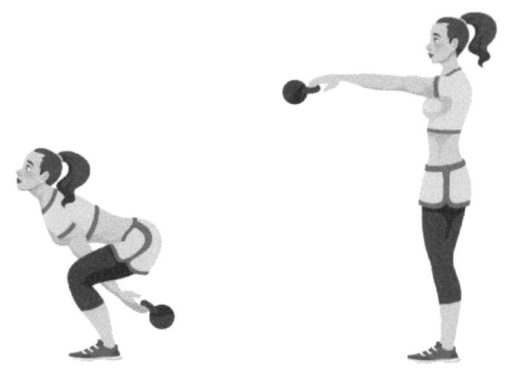

Ab wann kannst Du mit Ergebnissen rechnen?

Dies ist schwer zu sagen, da jeder Körper unterschiedlich funktioniert.

Das Positive ist, dass sowohl Anfänger als auch Wiedereinsteiger relativ schnell neue Muskelmasse aufbauen.

Trainierst Du schon lange und siehst keine Fortschritte, dann setzt Du den Muskeln nicht genug Reize.

Muskeln haben einen "Memory" Effekt, der es ihnen ermöglicht, sich schneller an den ehemaligen Zustand zu erinnern und wieder in diese Ausgangslage zu gelangen.

Deshalb haben es ehemalige Trainingsfanatiker sicher leichter, schnell Erfolge zu sehen.

Wenn Du richtig trainierst, siehst Du selbst relativ schnell schon erste Veränderungen.

Nach 3-6 Monaten wird auch Dein Umfeld bemerken, dass Du athletischer geworden bist.

Vergleiche Dich aber nicht mit professionellen Bodybuildern oder Leistungssportlern.

Immerhin trainieren die mindestens 5x die Woche und haben Ihren gesamten Tagesablauf und ihre Ernährung auf Sport ausgerichtet.

Sowas kriegst Du vielleicht noch als Student hin, aber im Normalfall ist da ja noch die Kleinigkeit unseres Alltags, in dem so Dinge wie Beruf, Familie und Freizeit vorkommen...

Mythen rund um das Trainieren mit Gewichten

Mehr Wiederholungen definieren die Muskeln optimal.

Das stimmt so nicht ganz.

Nur durch eine höhere Zahl an Wiederholungen werden die Muskeln nicht ausgeprägter.

Dies ist ein Zusammenspiel vieler Faktoren.

Du wirst bei vielen Wiederholungen trotzdem einen Effekt sehen, da Deine Muskeln unter Körperfett "versteckt" liegen können und Du bei Krafttraining mit vielen Wiederholungen und wenig Gewichten eben auch Fett verbrennst.

Darum gehört bei mir übrigens auch ein regelmäßiges Ausdauertraining zu meinem Plan, um Muskeln zu definieren.

Ich persönlich bin da ein Fan von Group Fitness Kursen wie z.B. TaeBo.

Das sind wahrhafte Fettverbrennungs Wunder – allerdings auch megaanstrengend.

Nur die richtigen Übungen definieren Deine Muskeln.

Dies ist nur teilweise richtig.

Denn manche Übungen fördern den Aufbau schneller als andere. Dies ist jedoch nicht von den Übungen, sondern von Deinem Körper abhängig.

Du kannst ganz einfach feststellen, ob die Ausführung bei dir wirkt, indem du spürst, dass deine Muskeln "brennen".

Dann passt sie auf jeden Fall für Dich.

Muskeln wandeln sich in Fett um, wenn man aufhört zu trainieren.

Eine sehr verbreitete Meinung innerhalb der Fitness Branche.

Das ist natürlich Quatsch.

Denn natürlich wandeln sich Muskeln nicht zu Fett um, sobald man mit dem Training aufhört.

Muskeln bauen sich wieder ab, wenn weniger Trainingsanreize vorhanden sind und Fett wird angesetzt, wenn Du mehr Kalorien aufnimmst, als

Du verbrauchst.

Das kann natürlich parallel geschehen.

Übrigens gilt das Gleiche auch umgekehrt. Fett kannst Du genauso wenig in Muskeln verwandeln.

Der Effekt ist einfach nur so, dass irgendwann Dein Fett weg ist und neue Muskeln da sind.

Stressabbau

Ein sehr häufiger Verursacher von Übergewicht ist Stress. Denn dabei wird Dein Stoffwechsel negativ beeinflusst und in stressigen Situationen nimmst Du vermutlich zwischendurch schneller einen kleinen Snack zu Dir, ohne darüber nachzudenken.

Das Essen "nebenbei", was wir in der Eile häufig machen, registriert unser Körper nicht.

Du bleibst daher meist hungrig, obwohl Du einen vollen Magen hast.

Dadurch greifst Du schneller wieder zu einer neuen Mahlzeit.

Zudem fallen die Zwischenmahlzeiten meist eher ungesünder aus, da keine Zeit bleibt, frisch und ausgewogen zu kochen.

Ich kenne viele Menschen, die bei Stress abnehmen. Bei mir war das leider nie so.

Wenn ich Stress habe, neige ich dazu ungesund zu essen und zuzunehmen.

Gute Laune

Wer Sport betreibt, ist meist gut gelaunt.

Daran sind die Glückshormone beteiligt, die während des Trainings ausgeschüttet werden.

Glück und Zufriedenheit schützen uns vor Frustessen und Heißhungerattacken.

Und beides kannst Du bei Deinem Ziel zum Wunschgewicht nicht brauchen.

Es ist einfach so: Oft muss ich mich überwinden zum Sport zu gehen, danach bin ich aber immer froh etwas getan zu haben.

Warum ist es so schwer, mit Sport anzufangen?

Wenn Du noch nie großartig sportlich aktiv warst – den Schulsport von früher mal außen vor gelassen - ist es ein riesiger Meilenstein im Leben, sich für Sport zu entscheiden.

Aller Anfang ist schwer und gerade zu Beginn wirst Du sehr oft gegen Deinen inneren Schweinehund ankämpfen müssen.

Die vielen körperlichen und seelischen Vorteile eines aktiven Lebensstils werden Dich aber für alles mehr als entschädigen.

Außerdem hält Dich Sport bis ins hohe Alter gesund und fit, er macht glücklich und energiegeladen.

Doch abends auf der Couch ist es meist viel gemütlicher, als im Fitnessstudio zu schwitzen.

Fehlt Dir die Motivation, mit dem Sport anzufangen? Dann lies weiter…

Freude an der Bewegung

Versuche eine Sportart zu finden, die Dir wirklich Spaß macht, denn nur so bleibst Du auf lange Sicht am Ball.

Es gibt so viele Möglichkeiten.

Möchtest Du lieber für Dich alleine sein und beim Sport so richtig abschalten können?

Versuch Dich mal am Joggen oder Walken.

Fühlst Du Dich in einer Gruppe wohler?

Geh in Kurse. Bist Du der Mannschaftstyp, dann such Dir einen Fußball- , Volleyball- oder sonstigen Mannschaftssport.

Weißt Du es selbst noch nicht genau? Dann probiere einfach alles einmal aus.

So hast Du die Möglichkeit, deinen Favoriten zu finden.

Abwechslung einbauen

Der immer gleiche Trainingsplan kann auf Dauer langweilig werden.

Deshalb ist es wichtig, diesen regelmäßig zu variieren und mit neuen Übungen zu ergänzen, um Abwechslung ins Training zu bringen.

So wird es garantiert nicht langweilig.

Aber Achtung: Das muss nicht für jeden gelten. Ich z.B. habe jeden Sonntag meine gleiche Joggingstrecke und bin voll und ganz zufrieden damit.

Musik

Mit der richtigen Musik bist Du bestimmt viel motivierter Dein Training zu beginnen.

Stell Dir Deine persönliche Sportplaylist zusammen. Für mich ist die coole Musik in den TaeBo Kursen immer ein Highlight.

Was früher die Disco für mich war, ist heute mein TaeBo Kurs am Freitag.

Mit Freunden Sport machen

„Es regnet, am besten gehe ich heute nicht aus dem Haus."

Die Ausreden, mit denen wir versuchen, uns vom Sport abzuhalten sind vielfältig.

Dagegen gibt es einen einfachen Trick: Verabrede Dich mit Freunden, denn so bist Du verpflichtet, zum Sport zu gehen und außerdem macht ein gemeinsames Training viel mehr Spaß!

In Sportkleidung investieren

Leg Dir eine Sportausrüstung zu, die zu Deinem Training passt und die Du richtig cool findest. Gib da auch ruhig mal einen Euro mehr aus.

Denn so freust Du Dich jedes Mal, sie anzuziehen.

Ziel vor Augen halten

Visualisiere Dir unbedingt Dein persönliches Ziel!

Dein konkretes Wunschgewicht oder das Bild, wie Du mit Deiner Traumfigur aussehen wirst.

Ich glaube ganz fest an die Kraft des positiven Denkens, Gesetz der Anziehung oder wie auch immer Du es nennen möchtest.

Fakt ist, je besser und konkreter Du Dir Dein neues, schlankes Ich vorstellen kannst, desto größer wird die Wahrscheinlichkeit, dass Du es auch wirst.

Sei im Kopf bereits schlank, dann wird Dein Körper quasi gezwungen nachzuziehen.

Schlanksein ist geil. Lass Dir von Deiner inneren Stimme nichts anderes einreden.

Es gibt nicht umsonst den Spruch: „Kein Essen schmeckt so gut, wie sich schlank sein anfühlt"

Bewegung in den Alltag integrieren

Es muss nicht immer hartes, schweißtreibendes Training sein.

Oftmals helfen schon Kleinigkeiten, die einfach mehr Bewegung in den Alltag integrieren.

Denn es geht schlichtweg darum, aktiver zu werden.

- Nimm die Treppe, anstatt mit dem Fahrstuhl zu fahren.
- Versuche mindestens 10.000 Schritte an einem Tag zu gehen. Dabei helfen Dir kurze Spaziergänge oder ein Schrittzähler.
- Sprich persönlich mit Kollegen, anstatt ihnen eine E- Mail zu schreiben oder mit ihnen zu telefonieren.
- Versuche so oft, wie möglich aufzustehen und nicht zu sitzen.
- Tanze, einfach so und ohne Grund.
- Steige eine Haltestelle früher aus oder

gehe zu Fuß.

- Integriere kleine Übungen, wie das Anspannen des Pos in Deinen Alltag.

- Mache während dem Fernsehen Sport.

- Nimm einen Gymnastikball anstatt eines Schreibtischstuhles.

Wie wirkt sich Sport auf den Körper aus?

1. Dein Herz- Kreislauf- System wird vor allem durch Ausdauersport in Schwung gebracht.

2. Eine bessere Kondition wirkt sich positiv auf Deinen gesamten Körper aus.

3. Osteoporose kannst Du vorbeugen, da Sport die Knochendichte stärkt.

4. Rückenprobleme treten bei trainierten Menschen auffallend viel seltener auf.

5. Deine Gehirnleistungen verbessern sich, Du bist allgemein weniger müde und fitter.

6. Stress verringert sich und Du kannst besser abschalten.

7. Beim Sport werden Glückshormone ausgeschüttet.

8. Sport hat einen positiven Einfluss auf Dein Immunsystem.

9. Bewegung ist eine der besten Anti- Aging Methode und hilft Dir, auch im Alter noch gesund und jung auszusehen.

(Wenn Du es nicht übertreibst und trainierst wie ein Leistungssportler)

10. Durch Sport wirst Du verdammt sexy.

Bereits 15 Minuten Bewegung von mittlerer Intensität pro Tag reichen laut Forschern aus, um die Lebenserwartung um drei Jahre zu erhöhen.

Was soll ich noch alles schreiben, um Dich für Sport zu begeistern?

Also beweg Deinen Arsch und mach noch heute irgendwas!

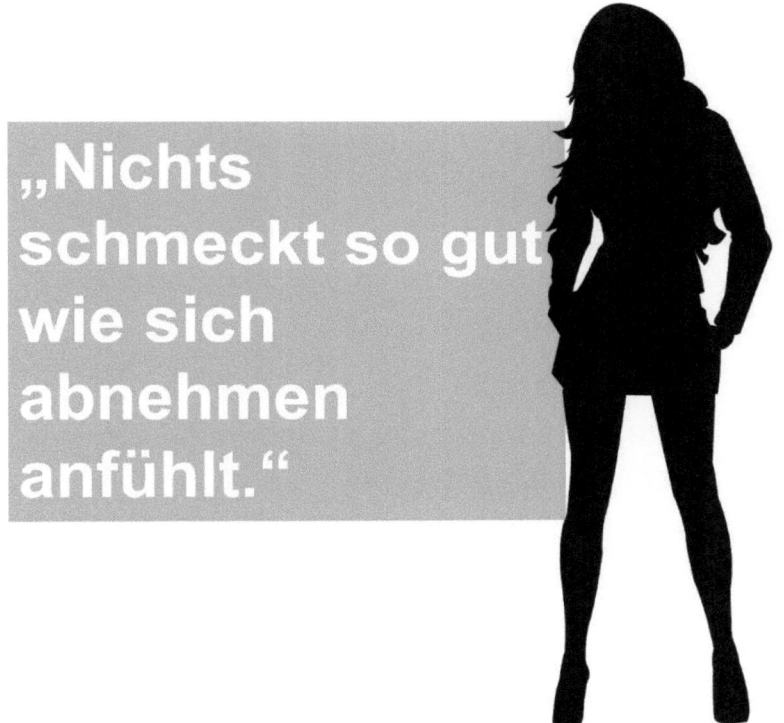

Gönne Deinem Darm etwas Erholung

Zum Schluss möchte ich Dir noch eine weitere Erfahrung mit auf den Weg geben, die mir während meines Abnehmprozesses erst so richtig bewusst geworden ist.

In der heutigen Zeit, in Industrieländern wie in Deutschland, gibt es keine Hungerphasen mehr. (Und das ist natürlich auch gut so!)

Meistens ist es doch so, dass wir schon die nächste Mahlzeit zu uns nehmen, bevor überhaupt ein Hungergefühl entstehen kann.

Unser Darm vollbringt dabei praktisch rund um die Uhr Höchstleistungen, in dem er die aufgenommene Nahrung verwertet.

Die einzige Zeit, in der wir keine neue Nahrung aufnehmen, ist die Zeit, in der wir schlafen bzw. die Zeit zwischen unserem letzten Essen (Abendessen) und unserem Frühstück.

In der Hochphase meiner Gewichtszunahme habe ich diese Zeit auch noch verkürzt, in dem ich spät abends beim Fernsehen noch Chips, Gummibärchen oder Schokolade verputzt habe.

Auf so eine Dauerbelastung ist unser Darm von Natur aus nicht ausgelegt.

Unsere Vorfahren konnten nicht ständig auf alle Nahrungsmittel zugreifen, so wie wir heute.

Ich bin davon überzeugt, dass es uns guttut, wenn wir unserem Darm einfach öfter auch mal eine Pause gönnen.

Bestimmt hast Du auch schon einmal vom intermittierenden Fasten oder vom Dinner cancelling gehört.

Im Prinzip geht es darum, eine kurze Zeit zu fasten, also bewusst eine Pause einzubauen.

Diese Programme werden oft als eigenständige Diäten verkauft. So gibt es z.B. die 16:8 Diät.

16:8 bedeutet, dass man 8 Stunden lang essen darf und 16 Stunden fastet. Also sollte z.B. zwischen der letzten und der ersten Mahlzeit ein Zeitraum von 16 Stunden liegen.

Habe ich also um 18:00 noch etwas gegessen, darf ich erst wieder um 10:00 am nächsten Morgen etwas essen.

Probiere es spaßeshalber einmal aus und Du wirst

sehen, dass es sich gut anfühlt.

Außerdem finde ich 16 Stunden – Schlaf inklusive – kann man ganz gut hinbekommen.

Erwarte aber nicht, dass Du nur durch das Einhalten der 16:8 Regel abnimmst und in den 8 Stunden essen darfst, was Du willst.

Du weißt ja inzwischen hoffentlich – was zählt, ist die Kalorienbilanz.

Du darfst trotzdem nicht über Deine maximale Kalorienzufuhr kommen.

Was aber echt guttut, ist Deinem Darm ab und zu diese Pause zu gönnen.

Wenn es Dir leicht fällt, mach es ruhig öfter. Ansonsten bau es ab und zu ein und beobachte an Dir selbst, wie es sich am nächsten Morgen anfühlt.

Weiter im weiter...

Abnehmen ist nur die eine Seite der Medaille.

Schlank bleiben. Motiviert bleiben und nicht in alte Gewohnheiten zurückfallen. Das ist entscheidend.

Wenn Du richtig viel Übergewicht hast – wir also jetzt hier nicht über ein, zwei Kilo zu viel auf den Rippen sprechen – dann hat das ja einen Grund und vor allem eine Vorgeschichte.

Starkes Übergewicht kommt nicht über Nacht.

Normalerweise ist das eine Entwicklung über viele Jahre.

Du hast über einen sehr langen Zeitraum Gewohnheiten entwickelt, die dafür verantwortlich sind, dass das Ganze irgendwie aus dem Ruder gelaufen ist.

Es ist unausweichlich, dass Du irgendwann wieder ein Stück weit in alte Gewohnheiten zurück verfallen wirst, wenn Du nicht auf der Hut bist.

Deswegen ist Abnehmen nur der erste Schritt – danach kommt es darauf an, Anzeichen zu erkennen und unbedingt sofort gegenzusteuern, wenn Du bei Dir wieder alte Verhaltensweisen bemerkst.

Kramst Du z.B. wieder immer öfter die Chipstüten, Gummibärchen, Schokolade etc. hervor und blendest bei dem gemütlichen Abend auf dem Sofa die konsumierte Kalorienzahl aus?

Nimmst Du wieder schleichend an Gewicht zu?

Wiege Dich auch weiterhin regelmäßig, pass auf und lass es nicht wieder zu 20kg Übergewicht kommen.

Hast Du mal Heißhunger auf eine Tafel Schokolade?

Kein Problem. Gönn sie Dir. Das ist ok.

Aber gönn es Dir nicht jeden Abend.

Egal welche Ausreißer Du hast, Du hast jetzt das Wissen, wie Du Dein Gewicht ganz einfach beeinflussen kannst.

Also lass Essens-Ausrutscher nicht der Grund dafür sein, dass Du aufgibst oder wieder in Dein altes Muster zurückfällst.

Ich habe auch Tage, an denen es mir einfach zu gut schmeckt und ich es völlig übertreibe.

Egal!

Am nächsten Tage lege ich dafür mal wieder einen „strengeren" Tag ein und das Kilo zu viel ist auch genauso schnell wieder weg.

Was Du in einem Tag zunimmst, kannst Du auch in einem Tag wieder abnehmen. Also keine Panik.

Genauso kannst Du Dein angefuttertes Übergewicht der letzten Jahre, aber eben nicht in einem Monat loswerden.

Es sind eben nicht nur die Kalorien, die aus dem Ruder gelaufen sind.

Es sind Deine Essgewohnheiten, Dein Lebensstil, die zum Übergewicht geführt haben und das zu ändern benötigt eben einfach seine Zeit.

Also hab Geduld, aber sei siegessicher.

Ich hoffe sehr, ich konnte Dich mit diesem Buch erreichen, mit meinem Weg, meiner Spaghetti Diät.

Letztendlich gibt es nicht den einen richtigen Weg zum Ziel.

Jeder Mensch tickt anders und was dem Einen leicht fällt, ist für den Anderen eine unüberwindliche Hürde.

Das tolle am Prinzip Kalorienzählen ist, das viele

Wege nach Rom führen. Deswegen ist dieses Prinzip für mich persönlich das Beste und Individuellste.

So ein bisschen ist meine Spaghetti Diät wie der Buddhismus unter den Religionen…

Du kannst parallel jedes andere Abnehmkonzept testen, oder von einer bestimmten Ernährungsweise überzeugt sein, solange Du Dich an einem Kaloriendefizit orientierst, wirst Du nicht scheitern können.

Wofür auch immer Du Dich entscheidest (letztendlich zählt bei allen nur das Kaloriendefizit), egal ob Low Carb, Intervallfasten, Paleo Diät oder auch einfach nur eine ausgewogene und abwechslungsreiche Ernährung, frag Dich immer eins:

„Will ich mich so für den Rest meines Lebens ernähren?"

Wenn Du das mit „Ja" beantworten kannst, bist Du auf dem richtigen Weg.

Entscheide Dich gegen das Übergewicht und für das Leben.

Ich würde mich sehr freuen, wenn sich unsere Wege auch weiterhin kreuzen, vielleicht sogar über eines meiner online Programme, die optimal sind um, auf diesem Buch aufzubauen.

Ich wünsche Dir viel Erfolg und das Erreichen all Deiner Ziele.

Herzlichst

Dein Jürgen Ertel

Anhang:

Hier findest Du weitere Angebote von mir online:

www.abnehmchallenge.de

Meine konkrete 90 Tage Anleitung inklusive Rezepte und Fitness-Videos.

www.abnehmchallenge.de/powersmart

Die perfekte Abnehmwoche. Meine Anleitung für maximalen Gewichtsverlust in einer Woche.

www.bodyathletic.de

Ein geniales 7 Wochen Trainingsprogram speziell für Männer mit meinem Personal Trainer Marco Wetzke. Durchführbar zuhause und ohne teure Trainingsgeräte.

www.lowcarb-rezepte.club

Kostenlose Rezepte Sammlung.